结画核说

1949—1999年

李亮　唐神结　刘宇红　主编

清华大学出版社
北　京

图书在版编目（CIP）数据

"画"说结核：1949—1999 年 / 李亮 , 唐神结 , 刘宇红主编 . — 北京 : 清华大学出版社 , 2021.6
ISBN 978-7-302-57842-0

Ⅰ . ①画… Ⅱ . ①李… ②唐… ③刘… Ⅲ . ①结核病—防治—中国—图集— 1949–1999 Ⅳ . ① R52-64

中国版本图书馆 CIP 数据核字（2021）第 057254 号

责任编辑：孙　宇
封面设计：钟　达
责任校对：李建庄
责任印制：丛怀宇

出版发行：清华大学出版社
　　　　　网　　址：http: //www.tup.com.cn，http: //www.wqbook.com
　　　　　地　　址：北京清华大学学研大厦 A 座　　邮　　编：100084
　　　　　社 总 机：010-62770175　　　　　邮　　购：010-62786544
　　　　　投稿与读者服务：010-62776969，c-service@tup.tsinghua.edu.cn
　　　　　质量反馈：010-62772015，zhiliang@tup.tsinghua.edu.cn
印 装 者：小森印刷（北京）有限公司
经　　销：全国新华书店
开　　本：210mm×285mm　　　印　张：12　　　字　数：95 千字
版　　次：2021 年 7 月第 1 版　　　印　次：2021 年 7 月第 1 次印刷
定　　价：168.00 元

产品编号：092560-01

编 委 会

前　言

　　假如信念是一丝微弱的光芒，我们会锲而不舍地捧着它，守护到黎明；假如事业是一团熊熊燃烧的火焰，我们会高高地擎起它，照亮整个世界。在我们的故事里，有一种古老的、在全球流行已经有数千年历史的呼吸道传染病，一直流传至今。从 1882 年 3 月 24 日，德国科学家罗伯特·科赫发现它开始，140 年过去了，我们和它的故事一直没有间断。它就是全球最主要传染病之一——结核病，我们则是一直走在结核病防治道路上的人。

　　今天，全球估算新发结核患者有 996 万例，死亡 140 万例。中国新发结核患者有 83 万例，约占全球总发病人数的 8%，高居全球第三位。这些数据告诉我们，这一古老的传染病依然严重威胁着人们的身体健康。然而，我们一直在终止结核病的道路上努力着。回顾抗结核人走过的道路，尤其是中华人民共和国成立以后，在党和政府的领导下，从组建防治网络、接种卡介苗、进行全国流行病学调查、开展短程化疗的研究和推广到坚持对外交流和合作、研究耐药结核病防治措施，一代代坚守者用青春、用汗水演奏了一首首时代的奋斗乐曲。一个个发人深省的画面，一幅幅动之以情的图片，一本本授人以渔的书籍，一句句热血沸腾的口号，一个个铭记于心的瞬间，都清晰地阐述着我国政府对结核病防控的重视，更无不凸显着我们以人民健康为中心的决心。在这样的道路上，我们坚持"预防为主、防治结合、科学防治"的策略，用几十年的时间取得了很多辉煌的成绩。

　　我们的故事走进了新时代，面对还充满着困难的未来，我们愈发意识到了解历史、记录历史的重要性。历史是最好的老师。无论是一张斑驳的照片，还是残缺的海报，或者是一句已经过时的口号，这都代表着那个年代的故事与情感。只有记录它才能更好地传承，也只有传承它才能更好地发展。这，就是我们《"画"说结核：1949—1999 年》

的初衷。

本书收集了 200 多幅与防治结核病有关的宣传画和宣传资料，覆盖时间从 1949—1999 年，持续了 50 年。类型包括宣传画、标语、折页、年历等，发行机构大多是结核病防治机构和结核病医院。同时结合与宣传画有关的实物照片、证件、徽章等资料，试图让大家更加全面了解宣传画的发行背景和时代意义。这一幅幅宣传画从一个侧面展示了我国结核病的防治历程和伟大成就，是历史的重要回顾和记忆，是前辈们艰苦工作的真实写照，也是激励我们继续做好今后工作的动力。

今年正值中国共产党成立 100 周年。没有共产党就没有新中国，就不会有今天人民的幸福、健康生活。建党 100 年来，尤其是 1949 年后，我们经历了新中国由站起来到富起来再到强起来的整个过程，而 1949—1999 年正是我们党带领全国人民由站起来到富起来的关键时期。今天，我们希望用这本带有情感与温度的书籍来回顾新中国结核病的防治史，体会党领导下的结核病防治事业的沧桑巨变。我们相信，在党的领导下，我国的结核病防治事业一定会再创辉煌，将我们终止结核病的梦想化为现实。

搜集宣传画是一项艰苦的工作。宣传画散布在民间的各个角落，发现并收集它们需要耐心、恒心和细心。整理出版宣传画同样困难，尤其是对一些宣传画的发行时间和发行机构的确定更困难。为此出现的错误恳请大家谅解。怀着历史的责任感，我们义无反顾地在收集和整理防治结核病历史资料的道路上困难且执着地前行着。因为我们知道，我们的每一步、每一次努力，将为我们的时代、我们的未来添写一个符号、补抹一段色彩。

本书出版之际，衷心地感谢多年来在结核病资料收藏和研究道路上给予我巨大鼓励和支持的各位前辈、领导、同事和朋友们。特别感谢我的夫人和女儿，她们的理解、宽容和支持是我从事这项工作的巨大精神动力。

我们希望历史能够被铭记，更希望历史能够让我们的未来更光明。

李亮

2021 年元月

序（一）

结核病是一种古老的传染病，时至今日依然是全球最主要的公共卫生挑战之一。2020年新型冠状病毒肺炎疫情开始在全球蔓延，让大家对结核病这一同样主要经呼吸道传播的传染病更加关注起来。多年来，我和我的研究团队一直从事与人类感染相关的蛋白质与病毒的三维结构研究，试图寻找新的抗结核治疗药物，为终止结核病的流行做出我们中国人的贡献。

因为合作研究的关系，我有幸认识了中华医学会结核病学分会的主任委员李亮教授。因为共同的工作爱好和兴趣，让我们很快熟悉起来。我惊讶于他对结核病防治事业的热情和执着，惊讶于他致力于建立全国结核病合作平台的雄心，也惊讶于他对未来的信心和希望。有一次，李亮院长告诉我，他正在搜集结核病有关的史料，目标是整理与编写中国的结核病防治历史，建立全国结核病历史博物馆。这一次，我没有惊讶。因为以我对他的了解，他一旦认准目标，一定会努力去实现的。3年多时间过去了，他已经搜集了近百年来涵盖全球数十个国家和地区的邮票、书籍、期刊、宣传画及各种形式的历史物件万余件，并在新型冠状病毒肺炎交叠下的世界结核病日推出利用数字化技术搭建的结核领域首个网上"结核病历史博物馆"。在他的努力之下，原本单调、深沉的史料和物件，尽展历史风华，并被赋予了时代的新意。

前几天，收到李亮教授的最新历史研究书稿《"画"说结核：1949—1999年》。该书搜集了跨越50年的200余幅中华人民共和国成立后不同时期结核病防治宣传作品，用"画"来说结核历史那些事儿，很荣幸我可以先行拜读。中华人民共和国成立70年来，中国的社会、经济、文化等发生了日新月异的变化，而结核病防治宣传作品的创作的发展和演进，正是这一巨变的佐证和缩影。书中图案丰富、文字通俗易懂，老少皆宜。翻阅这一页页从水墨丹青到浓墨重彩的画面，一张张防治结核病宣传海报传达的是对人类健康的责任和希冀，记录的是历史上一次次掀起的对公众普及和让其了解结核病知识的热潮，承载的是不同年代独特的政治、文化、审美的时代印记。徜徉其中，我发现人心大同，古今不殊。以"画"为史，将结核病防治宣传的发展、变迁历史以这样特殊的形式予以展现，在当今这个读图时代，不失为一种极好的说史方式，形式好，便于记忆，为更多人了解结核病防治知识，了解结核病防控发展史，均提供了极好的载体。

大道不孤，天下抗结核者是一家，携手与共，初心不渝，终止结核不会太远！衷心祝愿《"画"说结核：1949—1999年》一书在记录前辈工作的基础上，也为我们现在的结核病和其他传染病防治工作提供更多的思路和帮助。也祝愿李亮教授在结核病史料搜集、研究的道路上取得更多、更大的成绩。

饶子和

中科院院士
南开大学原校长
2021 年元月于清华园

序（二）

刚刚迈进 2021 年。一天傍晚接到北京胸科医院李亮副院长的电话，邀请我为他的新书《"画"说结核：1949—1999 年》作序，我欣然应允。

我认识李亮副院长已经二十余年。因为工作的关系，经常有机会与他共事，我发现他是一位有抱负、视野开阔、胸怀宽广、勇于创新的年轻管理者，言必信、行必果是他的特质。多年来，李亮在繁忙的工作之余，搜集、整理、研究结核病的历史，创建了"结核病网上历史博物馆"，撰写了多篇还原历史、记载历史的述评，得到了全国同道的赞誉。当我一气看完这本书稿时不禁感慨万分。展现在我面前的是 1949—1999 年，全国各地结核病防治机构、中央、地方政府相关部门制作的将近两百幅结核病防治宣传画及其他资料。我难以想象为了搜集、挑选、整理这些弥足珍贵、承载着 50 年结核病防治历史的资料，李亮教授克服了多少困难、付出了多少心血，我为之感动。这本以"画"叙事的新书，每页都映射了他的赤子之心和对结核病防治事业的执着，我发自内心敬佩这位年轻人！

书中的宣传画、图表、证件等清晰地再现了中华人民共和国成立后的五十年间我国的结核病防治史；真实、生动地展示了结核病科普宣传的要点及形式，呈现出结核病防治工作详细情况，这些图片瞬间把我带回到那激情燃烧的岁月。53 年前我是一名结核科医生，那时我国结核病问题还很严重，"宣传画"所呈现的各种场景依然历历在目。入户为新生儿接种卡介苗，深入厂矿、机关、团体、学校进行全员 X 线透视、入户访视结核病患者、督促按时服药和复查、告知消毒措施可减少传染、开展锻炼身体、讲究卫生、不随地吐痰的群众运动等。早年的宣传方法很少，宣传画是大众喜闻乐见的形式，他们喜欢、相信画中表述的内容并身体力行，助力了结核病防治措施的落实。一幅幅宣传画不仅传播了知识，还代表着不同历史时期独特的审美特征和时代烙印。

2020 年突如其来的新型冠状病毒肺炎在我国传播，一整套"口径一致，简洁易懂"的宣传工具包即刻问世并迅速覆盖全国，促使绝大多数公众采取了正确的防护措施，成为我们取得胜利的群众基础。肺结核是一种严重危害人民健康的呼吸道传染病，2019 年我国确诊了 775 764 例活动性肺结核，在"全球结核病高负担国家"中排行第二。近年来，中央与地方均做了大量宣传工作，鉴于结核病本身的特点，民众对结核病的严重性、危害程度、预防措施的认识仍有欠缺。本书作者以独特的视角，利用"画"的直观、易懂、易记等特点，尝试提高结核病防治的宣传效果，值得进一步深入探索和考量。借鉴防新冠肺炎宣传经验，改进结核病防治宣传内容和形式，促使公众从自己做起，筑牢战胜结核病的群众基础，将是"终止结核病"不可缺少的条件。

科普宣传是唤醒公众的重要工具，让我们在现有基础上继续努力，促进全社会更加了解结核病知识，为激励公众和我们共同努力，为彻底消灭结核病而不断努力。

中国防痨协会原理事长

天津疾控中心原主任

2021 年元月

目　录

第一章

动员全社会，防治结核病——结核病防治宣传画

结核病防治工作包括预防、诊断、治疗、管理等部分。1882年3月24日，德国科学家罗伯特·科赫发现了结核病的病原菌——结核杆菌，这无疑是具有里程碑意义的大事。人们对结核病的斗争进入了一个崭新的阶段。1943年，第一个抗结核药物——链霉素问世，这标志着结核病化疗时代的开始，更标志着人们同结核病的斗争由被动步入主动。从20世纪50年代开始，全球结核病防控工作进入新阶段。

此时，中华人民共和国刚刚成立，百废待兴。但结核病疫情严重，防治形势异常严峻。从宣传鼓动开始，新中国的结核病防治事业走向了新的、艰苦的征程。开展不吐痰运动，号召民众养成良好的卫生习惯；推广卡介苗接种，预防结核病；研发和使用新药、新方案，提高治愈率；推行现代化的结核病防治策略，提高患者诊疗管理水平；搭建结核病防治体系，形成国家—省—市—县—乡等防治网络。50年过去了，在几乎白手起家的情况下，我们创造了奇迹。

50年的社会变迁让我们更清楚地认识了结核病，50载的科技发展也让我们有了更多的防治手段。现在就让我们用宣传画生动的画面和简洁的文字，一起回眸这50年的结核病防治历程。

第一节 科学研究，助阵防治——结核病防治背景

上万年的历史让结核病成为世界上最古老的呼吸道传染病之一。长期以来，人们对结核病认识不清，只能在摸索中前行，让我们在很长时间内束手无策。长期低热、面颊潮红、体态消瘦、严重时咯血等诸多症状给这个疾病蒙上了一层神秘的面纱。直到1882年3月24日，这层面纱才被揭开。这一天，来自德国的科学家罗伯特·科赫（见

图 1-1 ～图 1-2）发表了具有重要里程碑意义的发言："我发现了这个疾病的致病菌，我叫它结核菌。"是的，结核病的病原菌——结核菌在这一天露出了真容，而这一天也成为全世界人民铭记的日子。科赫也因为这一历史发现，在 1905 年获得了诺贝尔医学和生理学奖。

此后，人类同结核病的斗争进入了一个新的历史时期。

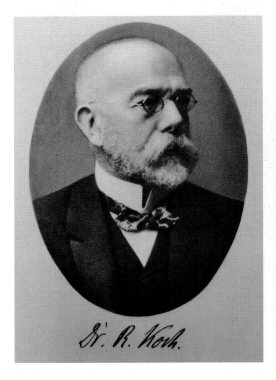

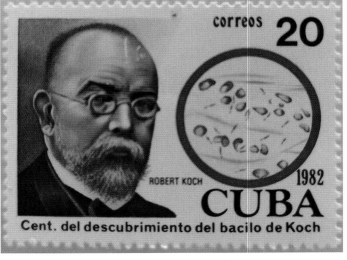

图 1-1　罗伯特·科赫肖像　　　　图 1-2　纪念邮票上的科赫与结核菌（古巴 1982 年）

1921 年，由阿尔伯特·卡迈特（Albert Calmette；1863—1933）和卡米尔·介兰（Camile Guerin；1872—1961）（见图 1-3）共同研发的卡介苗（Bacillus Calmette-Guerin；BCG）被用于人体。这是人类历史上第一个用于结核病的疫苗，并一直使用到现在。

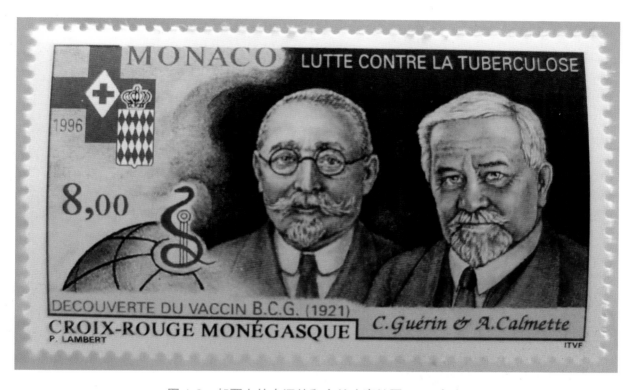

图 1-3 邮票上的卡迈特和介兰（摩纳哥 1996 年）

1943 年，美国罗格斯大学细菌学家瓦克斯曼（Selman Abraham Waksman；1888—1973）和他的学生萨滋（Albert Schatz；1920—2005）（图 1-4）发现了第一个抗结核药品——链霉素（图 1-5），从此开启了结核病的化疗时代。而这之后，随着异烟肼、利福平等其他抗结核药品的陆续问世，以及化疗方案的不断优化，使结核病的治愈率有了大幅的提高。

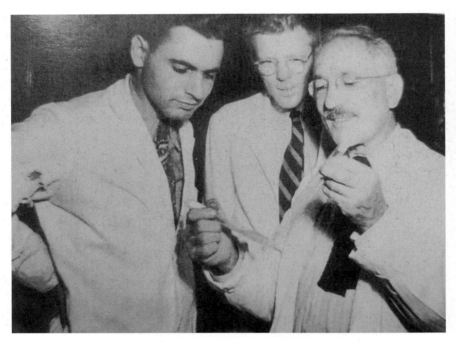

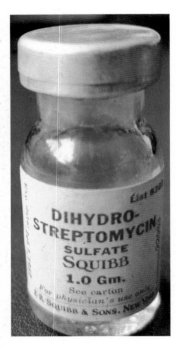

图1-4 瓦克斯曼（右）与萨滋（左）在一起工作

图1-5 早期的链霉素（1950年，施贵宝公司生产）

　　我国政府高度重视结核病的防治工作（图1-6）。为了更好地制订科学的结核病防治策略，我国先后开展了五次全国结核病流行病学抽样调查，获得了宝贵的结核病流行病学数据（图1-7）。

　　我国积极推行现代结核病控制策略。在世界卫生组织全球结核病防治策略的基础上，结合我国实际情况先后制定、实施了五个《全国结核病防治规划》。不断增加防治经费的投入，加强机构建设，不断完善防治服务体系，结核病的患病率和死亡率较中华人民共和国成立前均大幅下降。

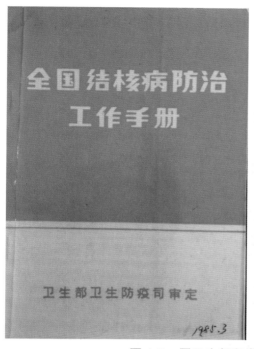
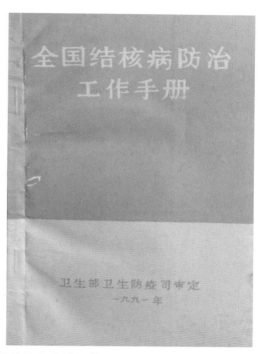

图 1-6　原卫生部印发的全国结核病防治工作手册

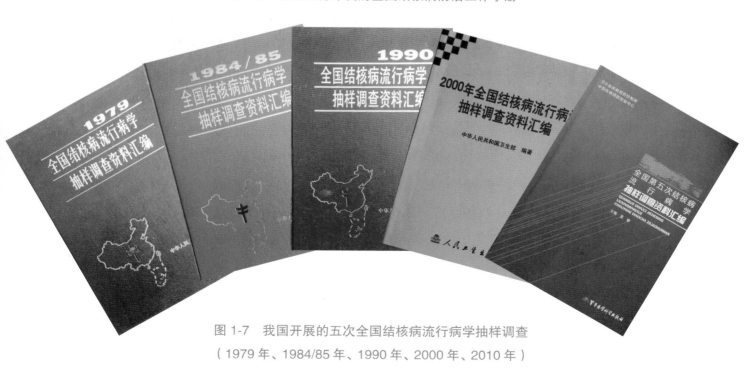

图 1-7　我国开展的五次全国结核病流行病学抽样调查

（1979 年、1984/85 年、1990 年、2000 年、2010 年）

第二节　防治结合　控制结核

　　结核病是一种主要经呼吸道传播的慢性传染病。传染性患者咳嗽、咳痰、打喷嚏、说话时可以产生飞沫核，结核病的病原菌——结核菌恰恰可以借助飞沫核传播到空气中。如果健康者吸入含有结核菌的飞沫核，结核菌就可以进入健康者体内，进而可能出现结核菌感染或患结核病。

　　我国政府高度重视结核病的控制工作，始终坚持以预防为主，防治结合的控制策略。预防措施包括勤通风、锻炼身体、不随地吐痰、接种卡介苗等。20世纪50年代初，我国政府曾在全国范围开展劝止随地吐痰运动和卡介苗接种，有效减少了结核病的传播。结核病控制的其他措施包括早期发现、化学治疗、营养支持等。本节的宣传画从不同方面全面反映了我国政府控制结核病的主要措施和方法。这些措施和方法通过宣传画这一形式，被广大群众所了解和接受，收到了很好的效果。

一、不随地吐痰　预防结核病

　　结核病主要经呼吸道传播。结核菌可以经痰液传播，结核菌在痰液中可以存活数个月时间，并可能再次经尘埃传播。中华人民共和国成立初期，随地吐痰现象非常普遍。随地吐痰不仅是一种不良卫生习惯，也可以传播结核病。我国政府将劝止随地吐痰作为一项群众运动在全国开展。各地纷纷开展了形式多样的劝止随地吐痰活动，由此很多制作精美的海报、激情四射的口号也随之而来。众多的结核病防治机构和医院成为劝止随地吐痰运动的先锋。时至今日，不随地吐痰依然是预防传染病尤其是结核病、进行公众教育的重要内容之一。

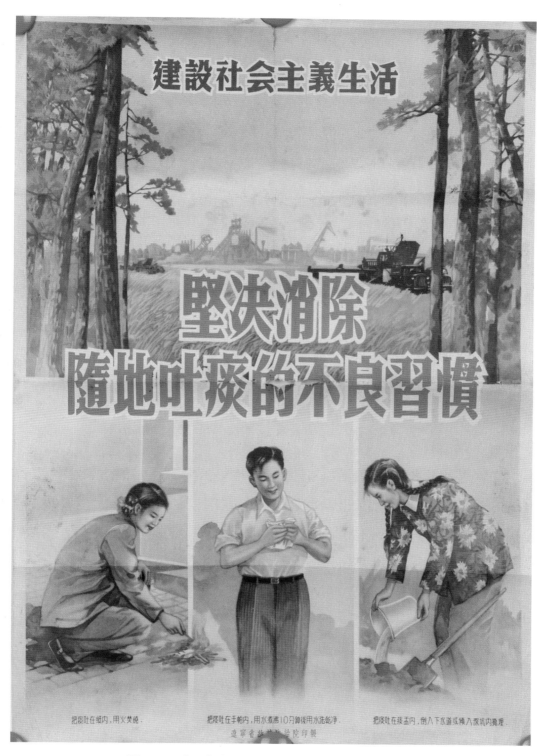

图 1-8　"坚决消除随地吐痰的不良习惯"宣传画

图 1-8 "坚决消除随地吐痰的不良习惯"宣传画介绍了三种痰液的处理方法，将不随地吐痰与建设社会主义生活联系起来，紧扣形势，言简意赅。

时间　20 世纪 50 年代
机构　辽宁省结核病防治院
尺寸　36cm×52cm

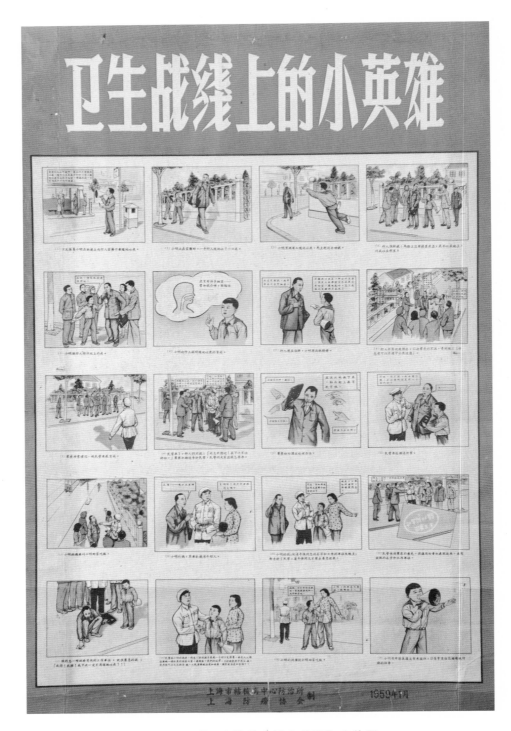

图 1-9 "卫生战线上的小英雄"宣传画

图 1-9"卫生战线上的小英雄"用连环画的形式讲述了一个勇于制止随地吐痰的少先队员小明的故事，反映了当时劝止随地吐痰运动开展的普遍性。这类以讲故事为主要形式的宣传画相对少见。

时间　1959 年 1 月
机构　上海市结核病中心防治所
　　　上海防痨协会
尺寸　58cm×83cm

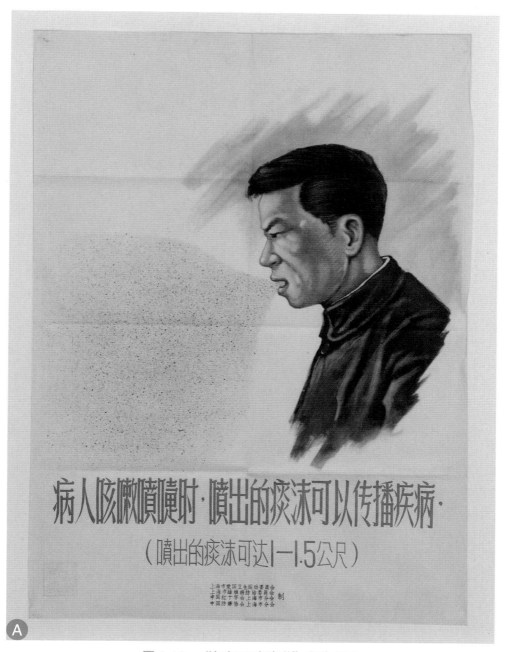

图 1-10　"如何正确咳嗽"宣传组画

（A. 咳嗽产生的痰沫可以传播疾病；B. 咳嗽时需要用手帕遮住口鼻）

　　图 1-10 宣传画分为两幅，第一幅讲述咳嗽产生的痰沫可以传播疾病；第二幅介绍咳嗽时需要用手帕遮住口鼻。时至今日，这种基本的咳嗽礼仪对于防止呼吸道传染病仍然是非常重要和必要的。

时间　20 世纪 50 年代

机构　上海市爱国卫生运动委员会
　　　上海市结核病防治委员会
　　　中国红十字会上海市分会
　　　中国防痨协会上海市分会

尺寸　37.5cm×53.5cm

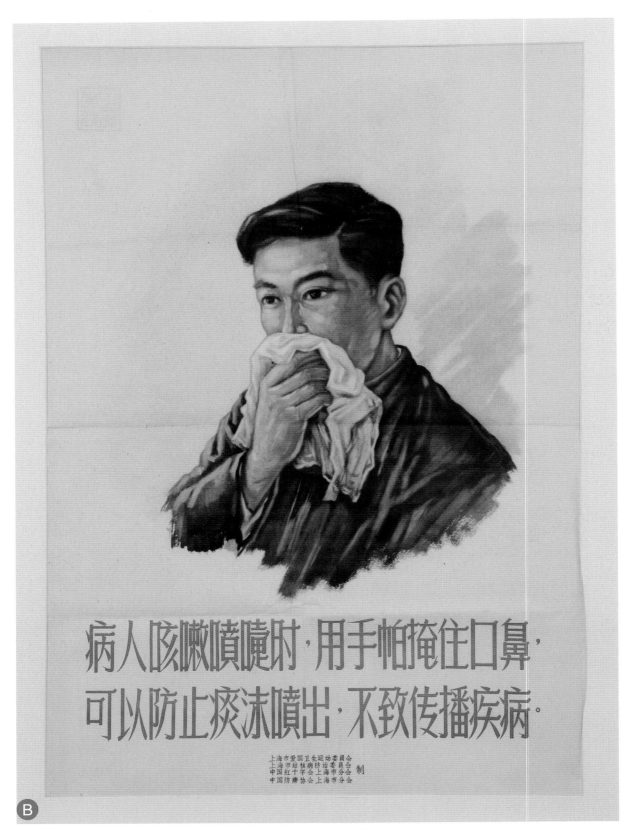

图 1-10（续）

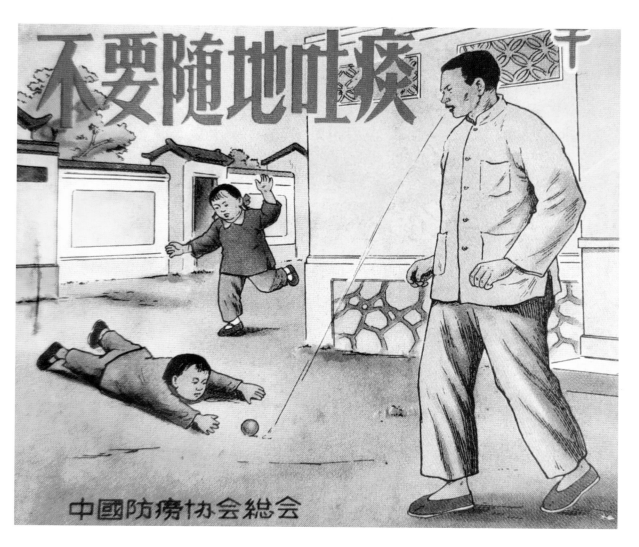

图 1-11　"不要随地吐痰"宣传画

时间　20 世纪 50 年代
机构　中国防痨协会总会

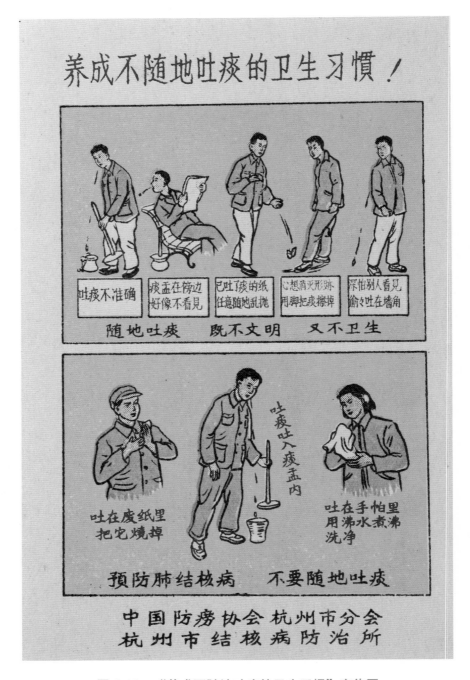

图 1-12　"养成不随地吐痰的卫生习惯"宣传画

图 1-12、图 1-13、图 1-14 是由中国防痨协会杭州市分会、杭州市结核病防治所共同发行的三幅不随地吐痰宣传画。其中图 1-12 宣传画介绍了众多不文明吐痰现象，以及痰液的处理方式，并将吐痰与结核病传染结合起来。图 1-13 以儿童劝止父亲并教其正确处理方式的漫画形式，言简意赅。三幅宣传画以黄、红色作为主色调，清新简洁。

时间　1958 年
机构　中国防痨协会杭州市分会
　　　杭州市结核病防治所
尺寸　10.5cm×15cm

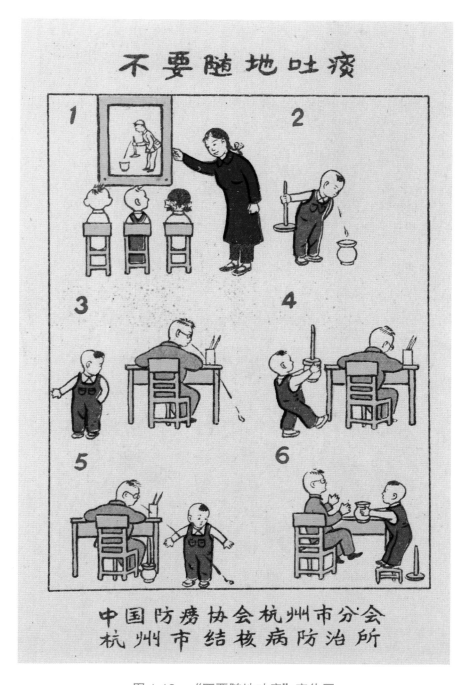

图 1-13 "不要随地吐痰"宣传画

时间 1958 年
机构 中国防痨协会杭州市分会
    杭州市结核病防治所
尺寸 10.5cm×15cm

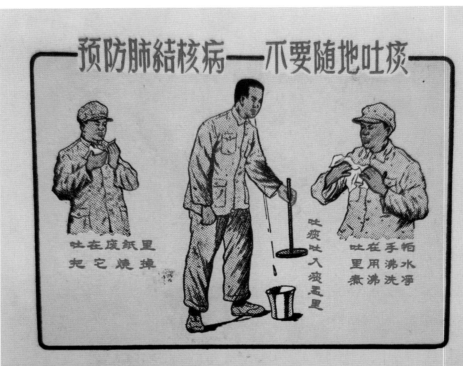

图 1-14 　"预防结核病，不要随地吐痰"宣传画

时间　1958 年
机构　中国防痨协会杭州市分会
　　　杭州市结核病防治所
尺寸　10.5cm×15cm

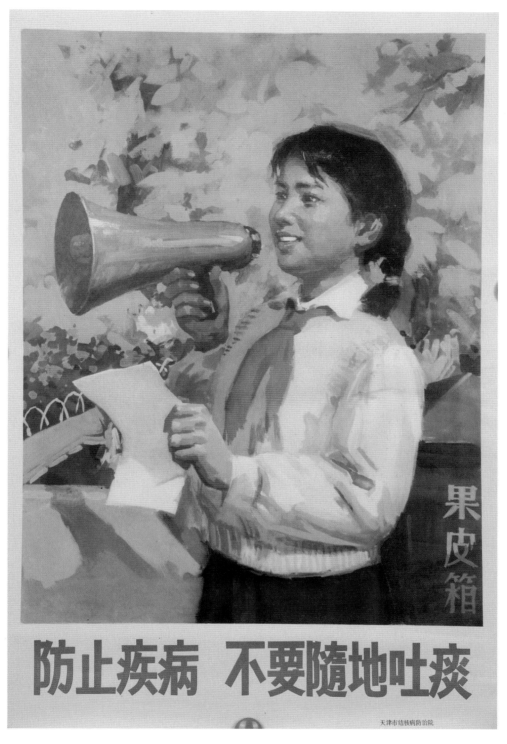

防止疾病　不要随地吐痰

天津市结核病防治院

图 1-15　"防止疾病　不要随地吐痰"宣传画

　　图 1-15"防止疾病　不要随地吐痰"宣传画中一名少先队员在用喇叭进行宣传，告诉大家不要随地吐痰。全画简洁，文字不多，人物形象和环境极具时代特征。

时间　20 世纪 70—80 年代
机构　天津市结核病防治院
尺寸　52cm×75cm

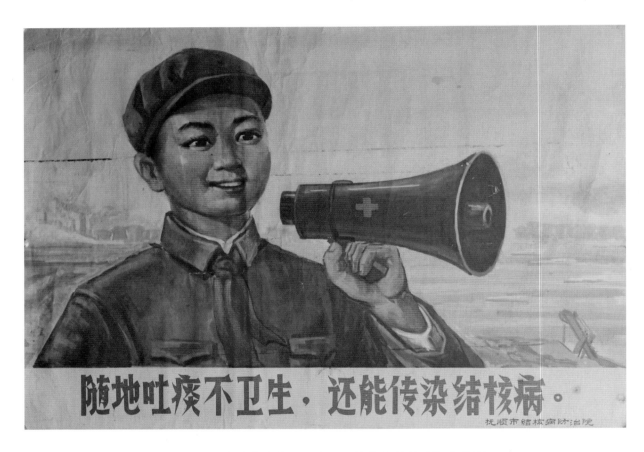

图 1-16　"随地吐痰不卫生　还能传染结核病"宣传画

图 1-16 该宣传画除了告知大家随地吐痰不卫生外，还将
吐痰与结核病传染结合起来。图文结合紧密，并具有明显的
时代特征。

时间　20 世纪 70 年代
机构　抚顺市结核病防治院
尺寸　76cm×53.5cm

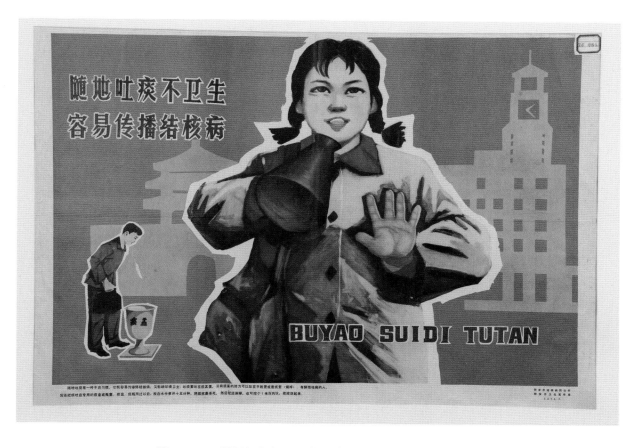

图 1-17　"随地吐痰不卫生　容易传播结核病"宣传画

　　图 1-17 宣传画将宣传不随地吐痰与预防结核病结合起来。人物突出，内容直观。

时间　1974 年 3 月
机构　西安市结核病防治所
　　　西安市卫生宣传馆
尺寸　75cm×52cm

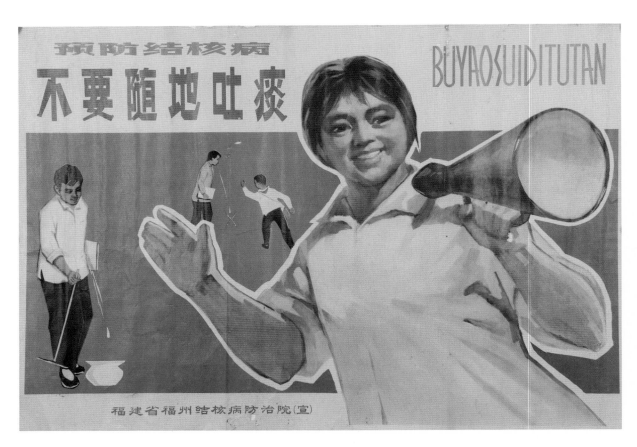

图 1-18 "预防结核病 不要随地吐痰"宣传画

图 1-18 宣传画提醒大家不随地吐痰可以预防结核病。人物形象突出，时代特征明显。

时间 20 世纪 70 年代
机构 福建省福州结核病防治院
尺寸 76cm×52cm

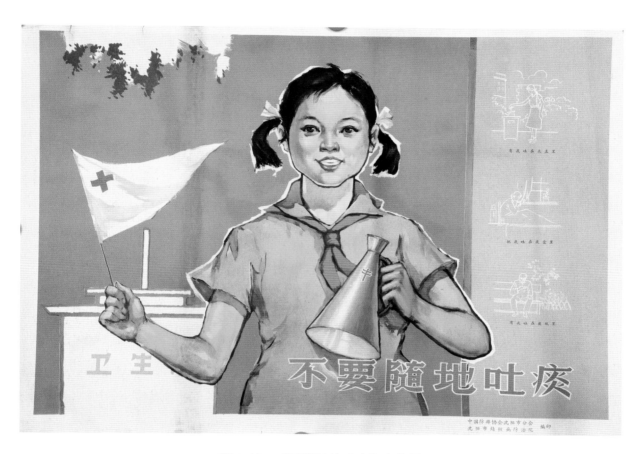

图 1-19　"不要随地吐痰"宣传画

　　图 1-19 宣传画描述了一名少先队员在进行不要随地吐痰的宣传，喇叭上的防痨标志将宣传与防痨结合起来。人物右侧介绍了三种痰液处理方法。宣传画简洁、明了。

时间　20 世纪 70—80 年代
机构　中国防痨协会沈阳市分会
　　　沈阳市结核病防治院
尺寸　74cm×51cm

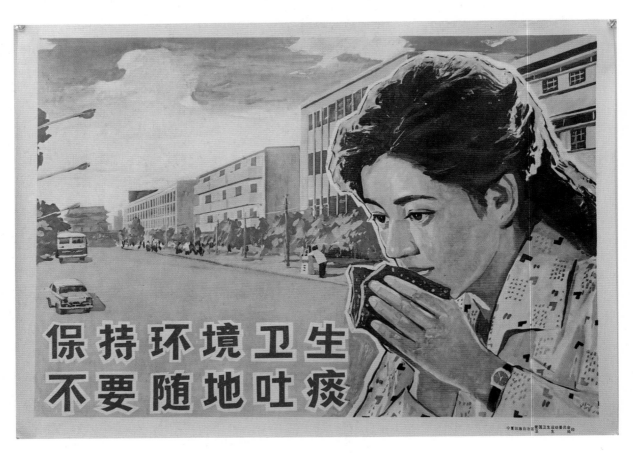

图 1-20　"保持环境卫生　不要随地吐痰"宣传画

图1-20宣传画告诉大家,保持环境卫生,不要随地吐痰。宣传画面简洁、明了。

时间　20世纪80—90年代
机构　宁夏回族自治区卫生局
　　　宁夏回族自治区爱国卫生运动委员会
尺寸　73cm×53cm

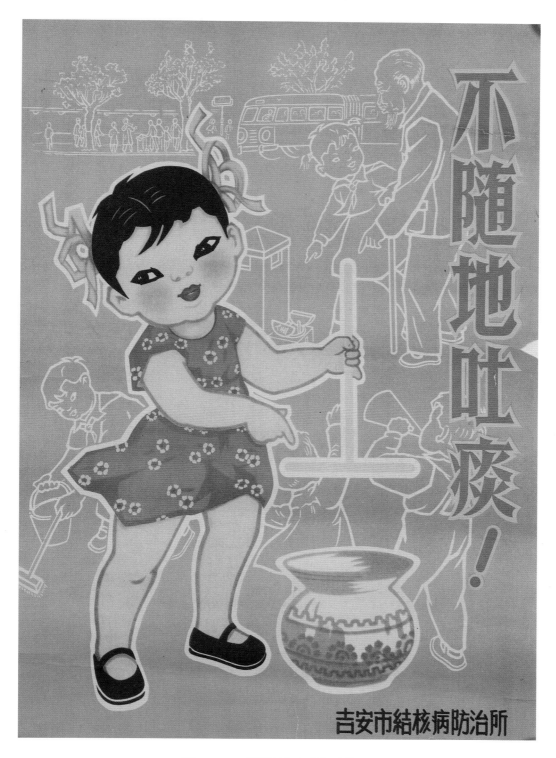

图 1-21 "不随地吐痰"宣传画

图 1-21"不随地吐痰"宣传画以儿童作为主角，劝告大家不要随地吐痰。画风活泼、可爱。

时间　20 世纪 60—70 年代
机构　吉安市结核病防治所
尺寸　28cm×42cm

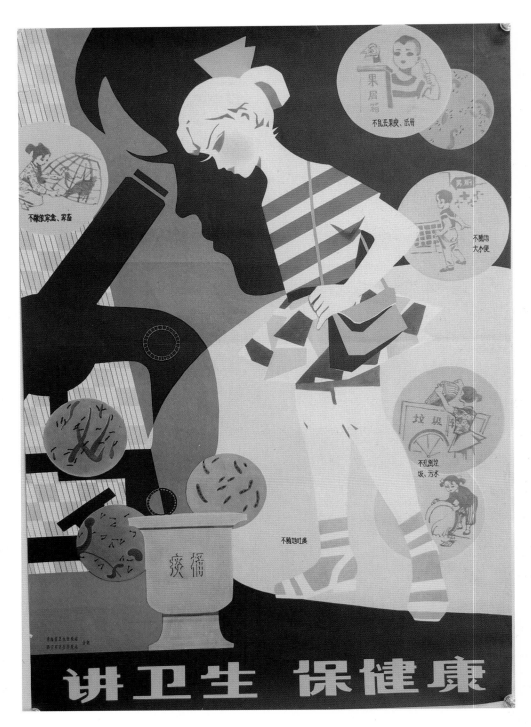

图 1-22 "讲卫生 保健康"宣传画

图 1-22 "讲卫生 保健康"宣传画介绍了良好卫生习惯,其中不吐痰是重点。画中大比例显示了显微镜下结核菌的形状。

时间 20 世纪 80—90 年代
机构 青海省卫生防疫站
西宁市卫生防疫站
尺寸 53cm×76cm

二、接种卡介苗　预防结核病

"儿童要防痨，接种卡介苗"，半个多世纪过去了，这句口号依然是主流，直到现在，新生儿出生的第一针疫苗就是卡介苗。但你知道吗？卡介苗已经问世整整100年了，现在它依然是防止婴幼儿感染重症结核的一个有效手段。更何况在70年前的中国，接种卡介苗被上升到国家健康战略的层面，成为当时预防结核病最重要的措施之一。

1949年中华人民共和国成立后，根据当时的结核病流行情况和医疗力量，我国政府把结核病控制工作重心放在预防接种方面。1950年1月29日，中央人民政府卫生部决定将卡介苗接种作为预防结核病的首项措施在全国免费推广，并专门成立"卡介苗推行委员会"，指导全国卡介苗接种的培训和推广工作，各地也成立了相应机构，办班培训、推广宣传，一场轰轰烈烈的卡介苗接种运动在全国铺开。

【举办卡介苗培训班】

1950年，中央人民政府卫生部在北京天坛防疫处举办了三期全国卡介苗接种人员培训班，为111名医师进行了卡介苗接种培训，这是全国最早的卡介苗培训班之一。随后，培训班犹如雨后春笋般在全国各地陆续发挥作用，为当时结核病防治工作奠定了良好的基础。

【开展卡介苗接种宣传】

在那个信息相对不发达，传播还只能靠信件的年代，宣传工作并不容易。如何达到最好的宣传效果，让百姓在第一时间内了解卡介苗，接受卡介苗，全国以及各地政府想出了很多办法。卡介苗接种通知、形式多样的海报、内容丰富的宣传材料、简单易懂的标语口号、富有趣味的图书，一时间，全国上下大量宣传资料涌现出来，卡介苗接种工作的宣传铺天盖地而来。它们虽然比不上现代的电子信息化，但在当时是行之有效的。但也正是它们的出现，给我们后来了解那个年代的结核病防治工作留下了宝贵的资料。

【全国推广卡介苗接种】

1954年和1957年，中华人民共和国卫生部先后发布"接种卡介苗暂行办法"和"卡介苗接种工作方案"，这些政策和措施极大地推动了卡介苗接种在我国的实施和推广。各地的接种热潮一浪高过一浪，据不完全统计，1949—1959年的十年时间，全国卡介苗接种人数逐年增长,以北京为例,仅1958年这一年,全北京就有92万人接种了卡介苗,这个数字超过了1955年全国的接种量。截至1978年,全国卡介苗接种次数达到4.69亿次,为新中国的人民健康以及经济发展立下了汗马功劳。此后,卡介苗推广工作一直持续到20世纪80—90年代,并成为国家免疫规划的一个重要组成部分。

本部分全面展示了卡介苗接种在我国结核病防控中的重要地位,介绍卡介苗接种的意义、方法和作用,内容不仅包括不同历史阶段有关卡介苗接种的宣传画,还包括有关实物照片、书籍、证件、徽章等宝贵历史资料,记录了那个年代各地使用不同内容和形式的接种证来记录接种过程。

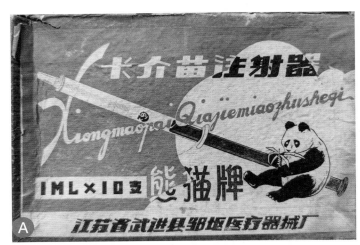

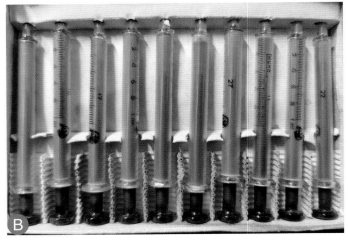

图 1-23　卡介苗接种器

（A. 接种器外包装；B. 接种器内部）

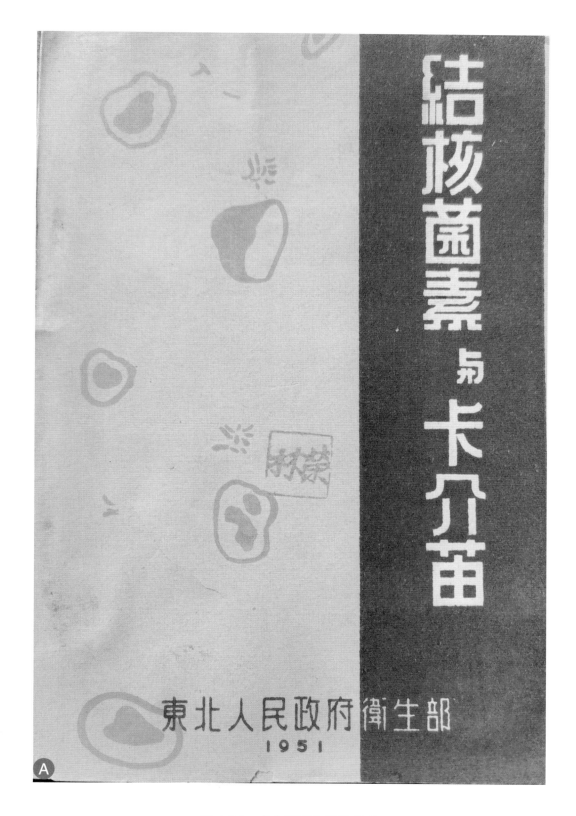

图 1-24　卡介苗接种各种图书

（A. 结核菌素与卡介苗；B. 接种卡介苗以防痨病；C. 防痨武器－卡介苗；D. 种卡介苗）

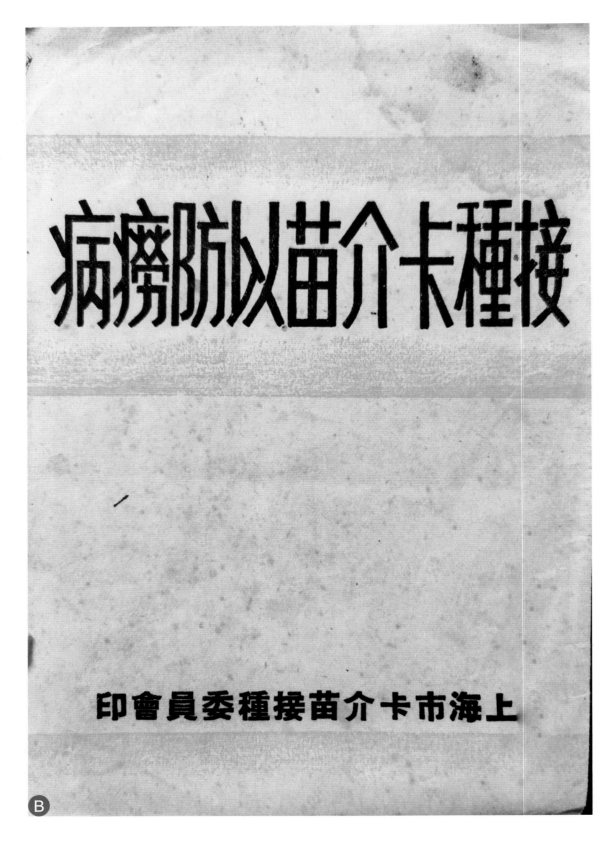

图 1-24（续）

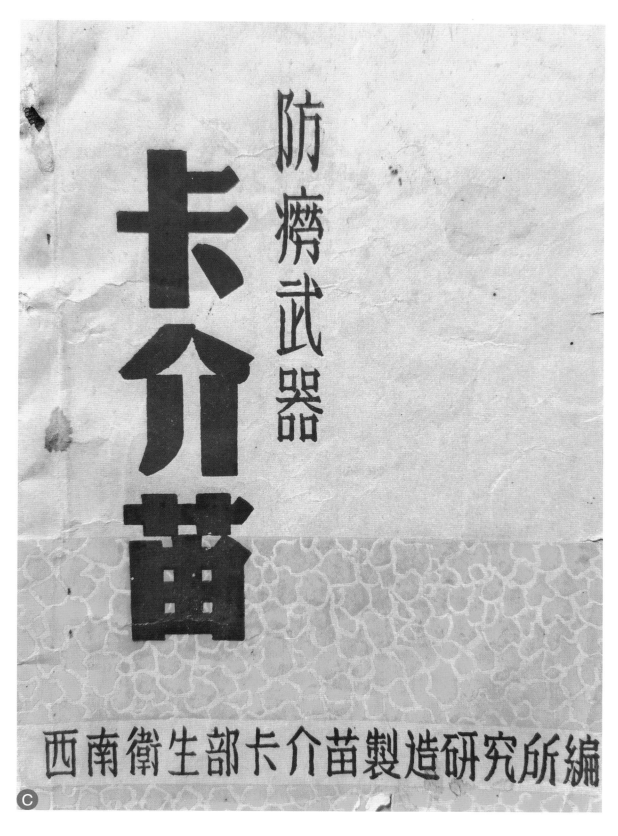

图 1-24（续）

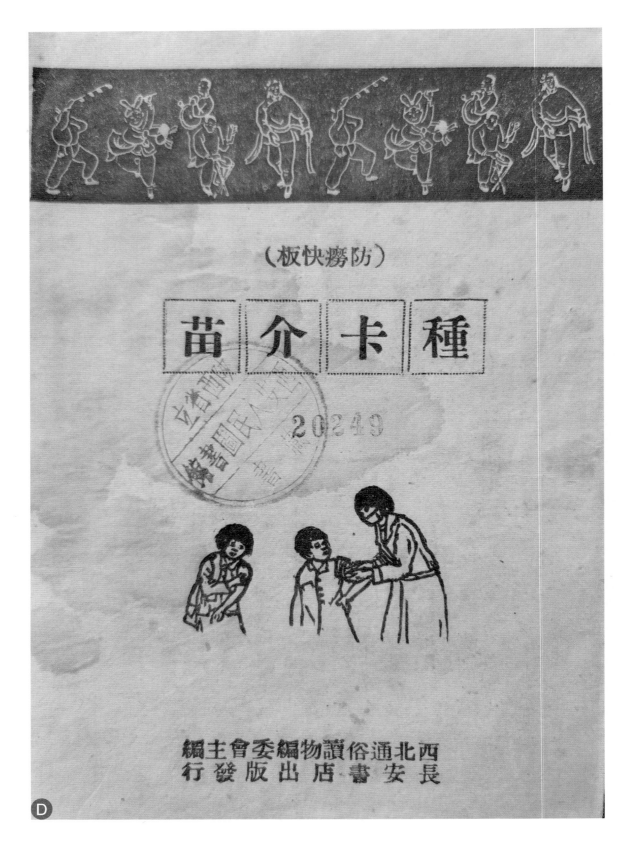

图 1-24（续）

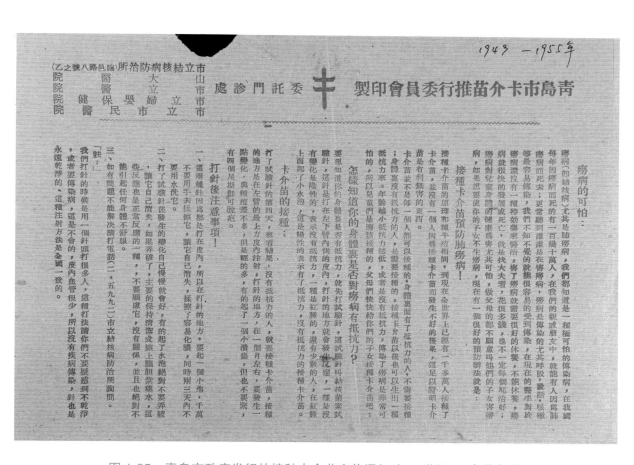

图 1-25　青岛市政府发行的接种卡介苗宣传通知（20 世纪 50 年代初）

為推行卡介苗接種告全市兒童家長書

上海市每年約有廿五萬人得癆病，有一萬八千多人死在癆病上，這是多麼驚人的數字！癆病是一種慢慢殺人的毛病，在不知不覺中傳染，特別是孩子們，身體發育不全，抵抗力差，極容易被傳染，受到癆菌的襲擊！

癆菌就是結核菌，在人體裏的肺部，最容易生長繁殖，其他在骨頭上關節裏腸裏也以生長繁殖，比起來，不及在肺部的多，所以肺癆病最多最普遍。而肺癆病人的痰液裏，帶着癆菌特別多，癆菌等着痰乾了，散滿在空氣中，讓別人吸進去，或是由肺癆病人的接吻和用過的茶杯碗筷，傳染給別人。

得着癆病的人，起初絲毫不覺得什麼難過，慢慢的咳嗽起來，痰裏帶血，每天下午發熱，胃口不好，精神老是萎靡不振。這樣長久的拖下去，三年五年，十年八年，結果是死亡！

現在癆病已經可以預防，並不可怕。最好的預防方法，是接種卡介苗，這和種牛痘預防天花的道理一樣。不過，手續上稍微不同，就是在未做接種卡介苗以前先要做結核菌素試驗，如果反應是陽性，表示人體裏已經和結核菌接觸，具有抵抗力，不必再注射卡介苗了。如果反應是陰性，就接種卡介苗。普通經過三、四星期後，接種的地方，小小腫起，漸漸發生小潰瘍，和牛痘發時一樣，用不着醫治，過些時就會好的。有時腋下和鎖骨上淋巴腺腫，也可能化膿，但這情形太少。這樣接種卡介苗八個星期後，就可以發生抵抗力。這時再做一次結核菌素試驗，如果是陽性，表示成功，抵抗力已經發生；如果是陰性，還須再加種卡介苗一下，不過，這樣的例子極少。

卡介苗是世界上公認的防癆特劑，蘇聯對卡介苗的接種，已經和種牛痘一樣的普遍，法律上並且規定初生嬰兒必須接種，這是說明了注意下一代的健康。據他們二十五年來的經驗，證明出卡介苗對人類是有百利而無一害的。我們在目前財政經濟基本狀況尚未好轉的當兒，來推行免費接種卡介苗，拿十二歲以下的兒童先着手，上海市準備發動五十萬名兒童做結核菌素試驗，在這五十萬兒童中，我們要完成十四萬兒童接種卡介苗，這要化多少錢？費多少人力物力？政府為什麼要這樣做？這完全為增進我們下一代的健康着想。

全上海市孩子的家長們，請你們為着子女打算，愛護你們下一代的健康，自動地踴躍地響應這個號召，發動你們的兒童，一齊來接受卡介苗的免費接種！

上海市卡介苗接種委員會啓

一九五〇年八月十日

图 1-26　上海市接种卡介苗通知（1950 年 8 月）

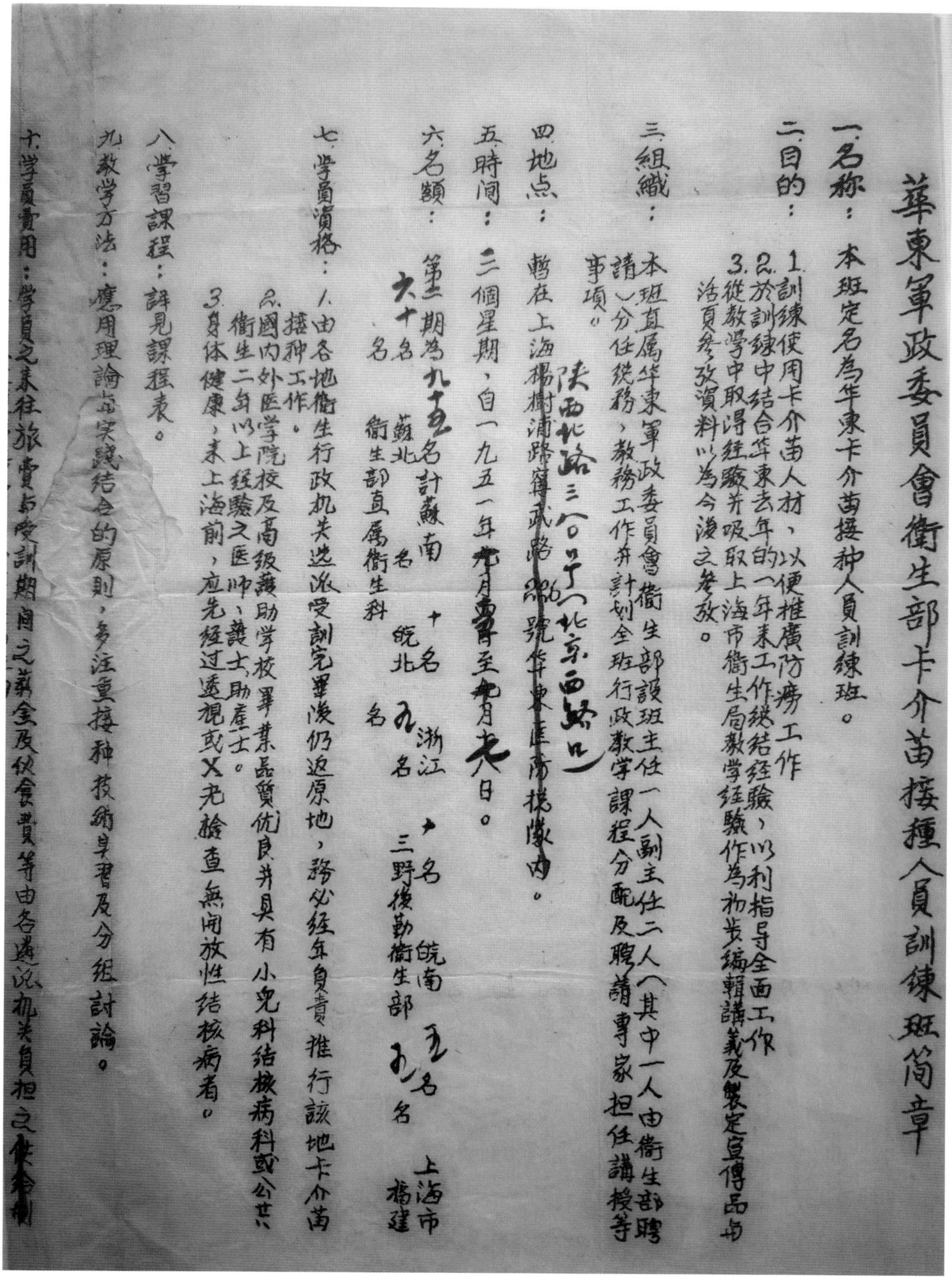

華東軍政委員會衛生部卡介苗接種人員訓練班簡章

一、名稱：本班定名為華東卡介苗接種人員訓練班。

二、目的：
1. 訓練使用卡介苗人材，以便推廣防癆工作。
2. 於訓練中結合華東去年的一年來工作經驗。
3. 從教學中取得經驗並吸取上海市衛生局教學經驗，作為物資編輯講義及製定宣傳品與活頁參改資料以為今後之參改。

三、組織：本班直屬華東軍政委員會衛生部設班主任一人副主任二人（其中一人由衛生部聘請人分任總務、教務工作并計劃全班行政教學課程分配及聘請專家擔任講授等事項。）

四、地點：暫在上海楊樹浦寧武路 286 號（華東區防癆醫院內）。
陝西北路三○一弄（北京西路口）

五、時間：二個星期，自一九五一年九月 日起至九月 日。

六、名額：第二期為九十五名計蘇南 十名 皖南 十名 浙江 十名
蘇北 六 名 皖北 九 名 上海市 名
衛生部直屬衛生科 名 三野後勤衛生部 九名 楊建
共六十名

七、學員資格：
1. 由各地衛生行政機關選派受訓完畢後仍返原地，務必經年負責推行該地卡介苗接種工作。
2. 國內外醫學院校及高級藥助學校畢業品質優良并具有小兒科結核病科或公共衛生二年以上經驗之醫師、護士、助產士。
3. 身體健康，來上海前，應先經過透視或X光檢查無無開放性結核病者。

八、學習課程：詳見課程表。

九、教學方法：應用理論與實踐結合的原則，多注重接種技術實習及分組討論。

十、學員費用：學員之來往旅費與受訓期間之膳金及伙食費等由各遣派機關負擔之，伕餘則

圖 1-27　華東卡介苗接種訓練班簡章（1951 年）

接种卡介苗暂行办法

一、卡介苗接种适用于身体健康的两个月以内的新生婴儿及二个月以上、十五岁以下结核菌素试验阴性幼儿童。

二、卡介苗接种一个月后方可举行其他预防注射，其他预防注射半个月后始得接种卡介苗。

三、接种卡介苗后，其年龄于达到出生——三岁、四岁——七岁、八岁——十二岁及十三岁——十五岁各年龄组时应再次作结核菌素试验，如呈阴性，即再接种卡介苗。

四、每次接种前检查被接种者的健康状况，询问病历及家族病史，除二个月以下婴儿外，一律行结核菌素试验（详细办法附后）。

五、接种方法：

1、口服法：

（1）口服减限于出生后二个月以内的婴儿，最好于生后第二、三日开始，服用三次，每次商隔一日，每次一毫升（每毫升内含菌量十毫克）。

（2）服用时间内暂限乳商半小时，服用半小时后可再进饮食。

（3）将一毫升菌苗稀释于五毫升的温乳内，以注射器、小匙或乳瓶徐徐喂下，然后再喂入十——十五毫升的温乳，以冲洗口腔。

（4）有下列情形之一者不进行接种：

口腔有破伤者；

发育不良，体重在二公斤半以下者；

体温高或有其他病症者。

2、皮内注射法：

（1）注射部位应在左臂三角肌外缘下端。

（2）严格消毒注射器械，并每次更换针头，注射部位亦必严格消毒。

（3）注射剂量为0.1毫升（每毫升内含菌0.5～0.75毫克）。

（4）有下列情形之一者不进行接种：

患有急性或慢性疾患者；

体温高或身体衰弱者。

六、注意事项：

1、卡介苗应保存在冷暗处（2℃—8℃）。接种前充分震盪菌苗使完全均匀，如发现有不可摇散之颗粒、瓶子有破漏或瓶签不清楚以及过期者，应废弃不用，已打开之安瓶所盛之菌苗，如当时未用完者，亦应废弃不用。

2、接种卡介苗用具与结核菌素试验用具，不得相互使用，亦不得移作其他预防注射使用。

3、卡介苗接种后所引起的淋巴腺肿大可用热敷处理，如化脓时，可用注射器将脓抽出，不使用手术切开，对经久不愈的溃疡，则可用百分之二十的对氨柳酸钠软膏或百分之十的碘胺软膏涂抹。

图1-28　中华人民共和国卫生部接种卡介苗暂行办法（1954年8月11日）

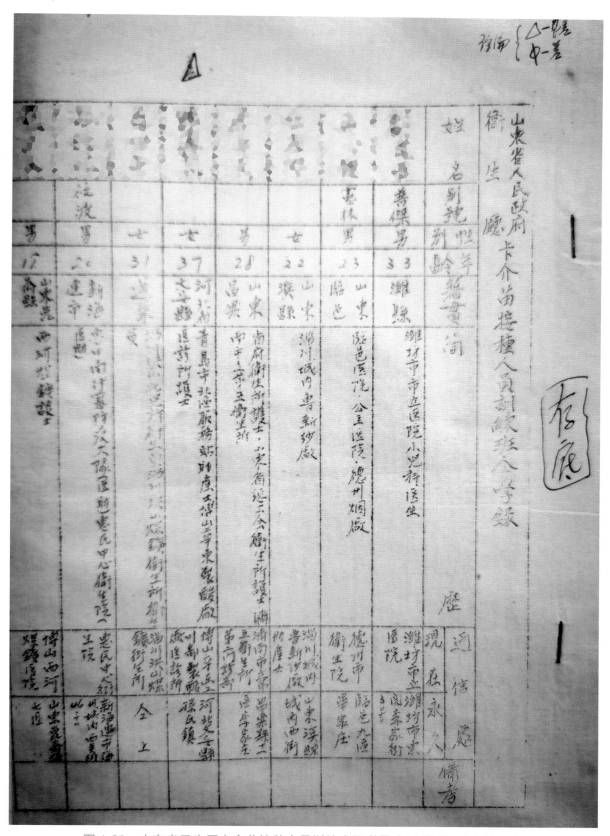

图 1-29　山东省卫生厅卡介苗接种人员训练班同学录（20 世纪 50 年代初）

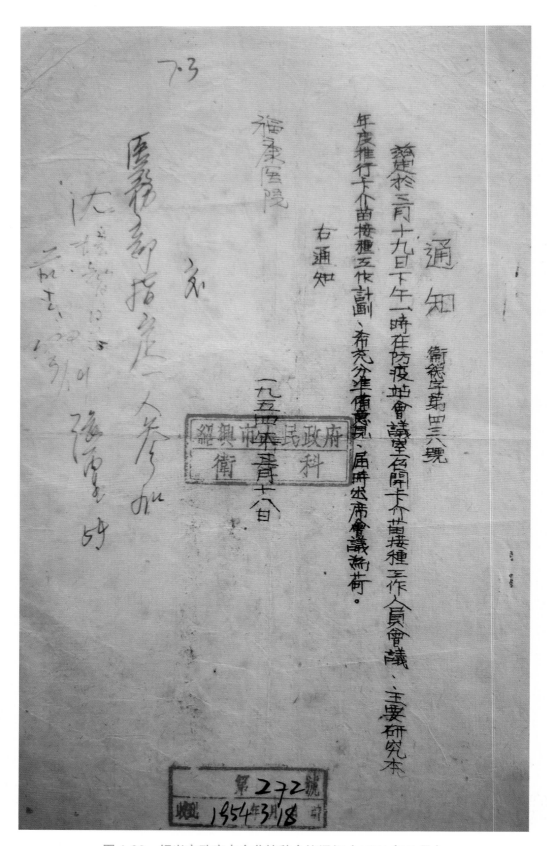

图1-30 绍兴市政府卡介苗接种会议通知（1954年3月）

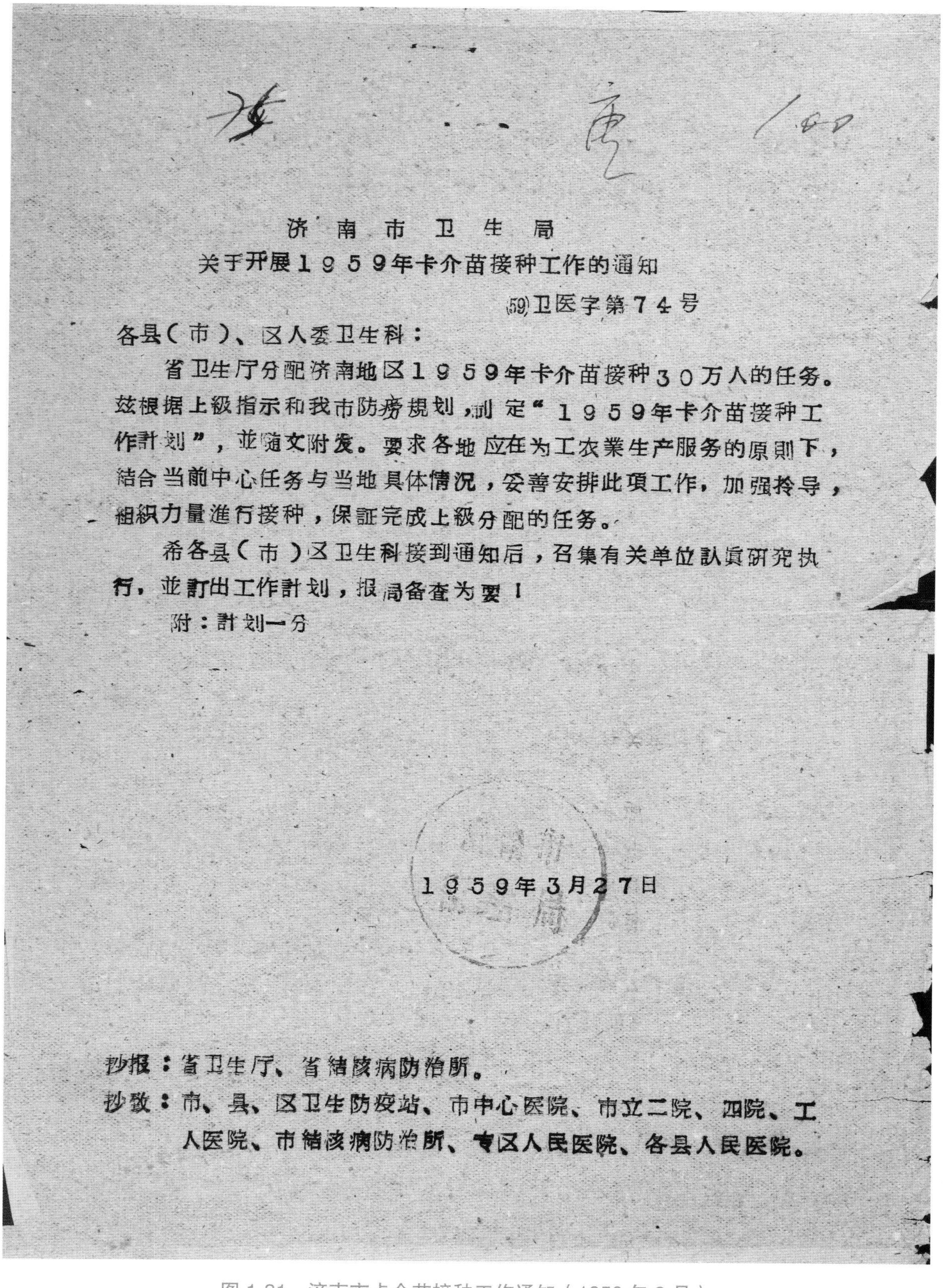

济 南 市 卫 生 局

关于开展１９５９年卡介苗接种工作的通知

⑼卫医字第７４号

各县（市）、区人委卫生科：

省卫生厅分配济南地区１９５９年卡介苗接种３０万人的任务。兹根据上级指示和我市防痨规划，制定"１９５９年卡介苗接种工作计划"，並随文附发。要求各地应在为工农业生产服务的原则下，结合当前中心任务与当地具体情况，妥善安排此項工作，加强拎导，組织力量進行接种，保証完成上级分配的任务。

希各县（市）区卫生科接到通知后，召集有关单位訒真研究执行，並訂出工作計划，报局备查为要！

附：計划一分

１９５９年３月２７日

抄报：省卫生厅、省結核病防治所。

抄致：市、县、区卫生防疫站、市中心医院、市立二院、四院、工人医院、市結核病防治所、专区人民医院、各县人民医院。

图 1-31　济南市卡介苗接种工作通知（1959 年 3 月）

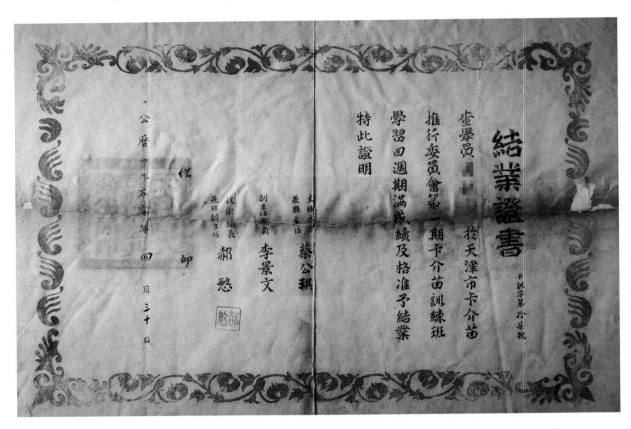

图 1-32　天津市第一届卡介苗训练班结业证书（1950 年 4 月 30 日）

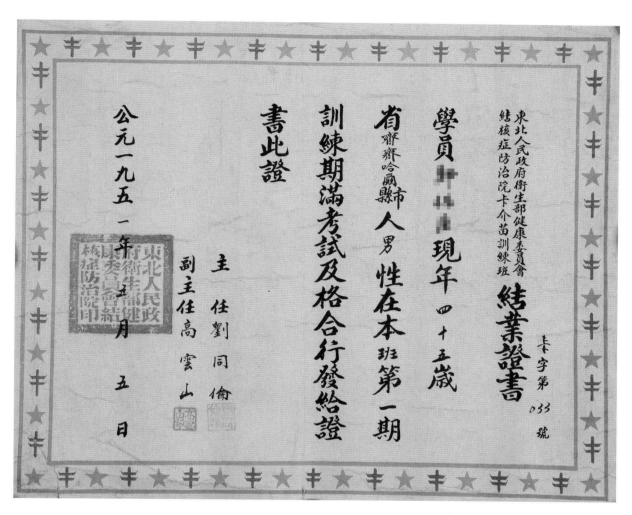

图 1-33　辽宁省第一届卡介苗训练班结业证书

（注：主任刘同伦是辽宁结核病防治工作的奠基者之一。）

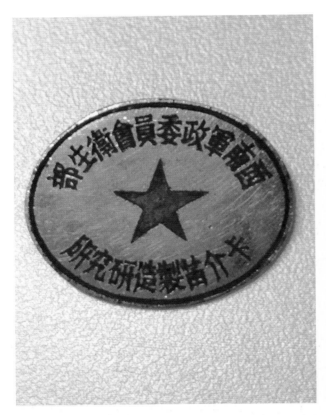

图 1-34　西南军政委员会卫生部卡介苗制造研究所徽章

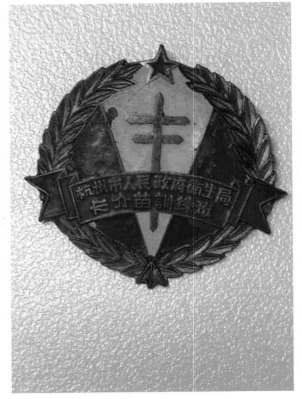

图 1-35　杭州市卡介苗接种训练班徽章

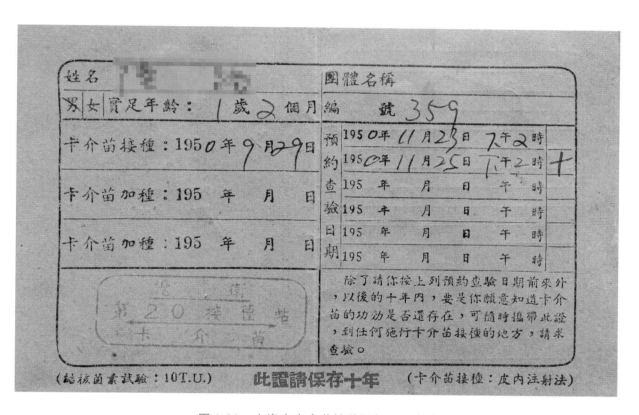

图 1-36　上海市卡介苗接种证（1950 年）

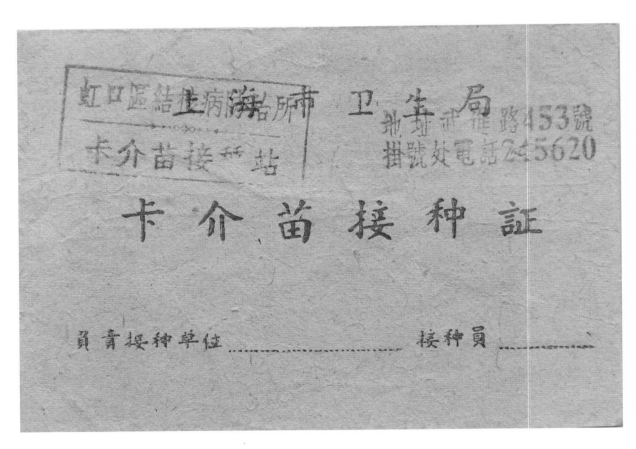

图 1-37　上海市卡介苗接种证（虹口区结核病防治所）

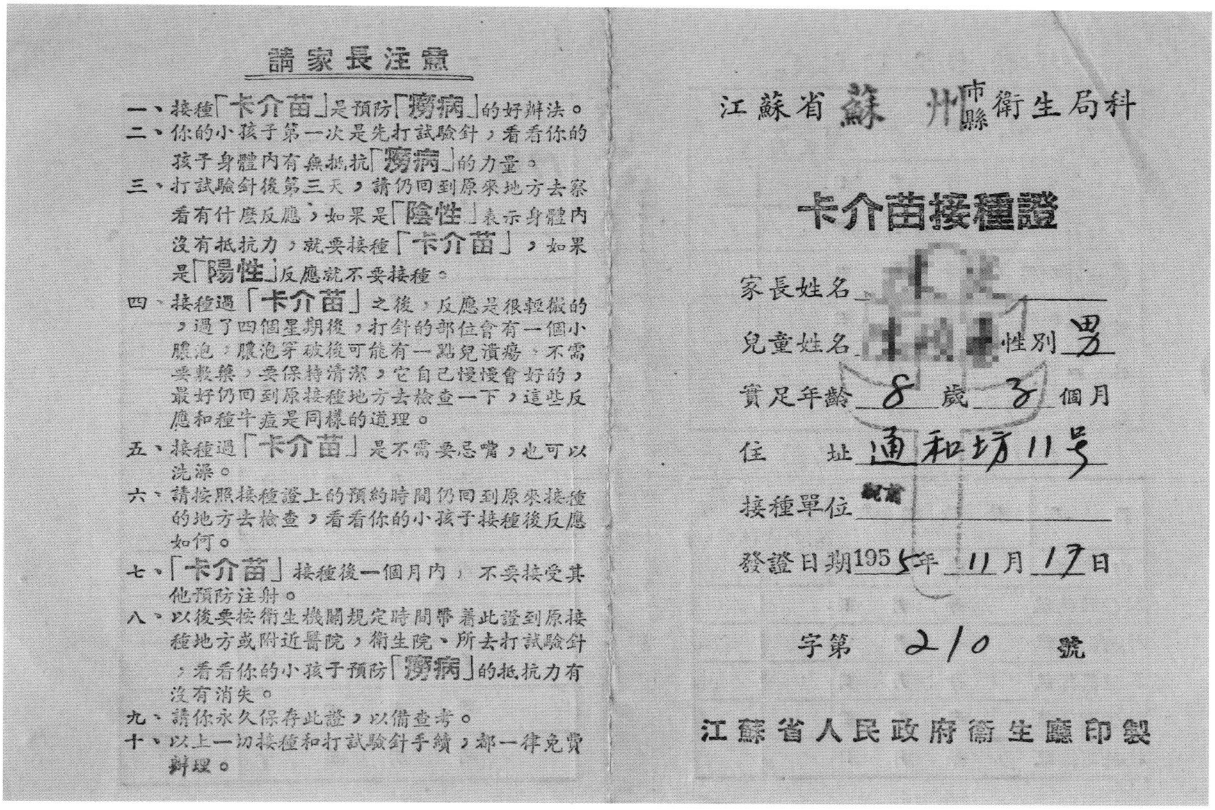

图 1-38　苏州市卡介苗接种证（1955 年）

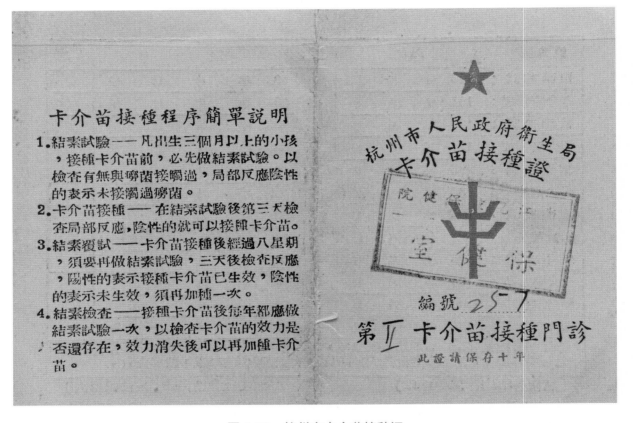

卡介苗接種程序簡單說明

1. 結素試驗——凡出生三個月以上的小孩，接種卡介苗前，必先做結素試驗。以檢查有無與癆菌接觸過，局部反應陰性的表示未接觸過癆菌。

2. 卡介苗接種——在結素試驗後第三天檢查局部反應，陰性的就可以接種卡介苗。

3. 結素覆試——卡介苗接種後經過八星期，須要再做結素試驗，三天後檢查反應，陽性的表示接種卡介苗已生效，陰性的表示未生效，須再加種一次。

4. 結素檢查——接種卡介苗後每年都應做結素試驗一次，以檢查卡介苗的效力是否還存在，效力消失後可以再加種卡介苗。

图 1-39　杭州市卡介苗接种证

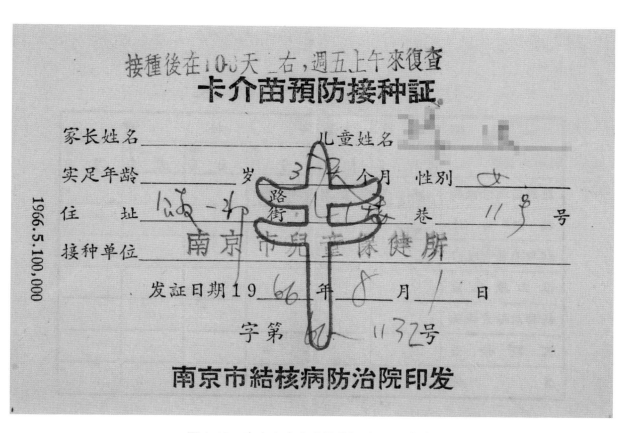

图 1-40 南京市卡介苗接种证（1966 年）

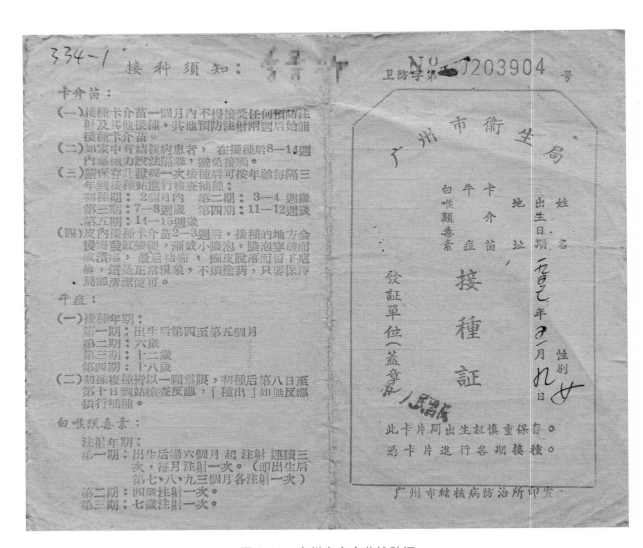

图 1-41　广州市卡介苗接种证

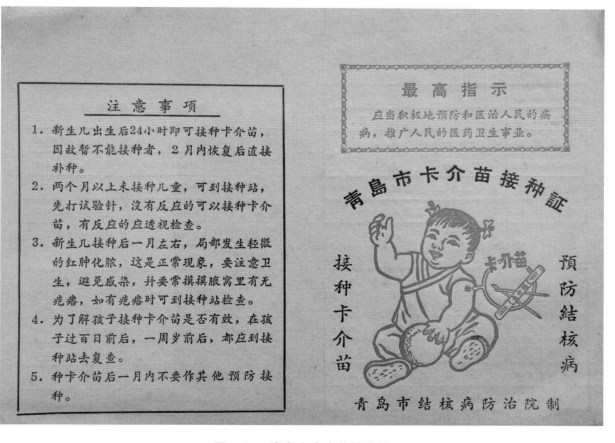

注意事项

1. 新生儿出生后24小时即可接种卡介苗，因故暂不能接种者，2月内恢复后直接补种。
2. 两个月以上未接种儿童，可到接种站，先打试验针，没有反应的可以接种卡介苗，有反应的应透视检查。
3. 新生儿接种后一月左右，局部发生轻微的红肿化脓，这是正常现象，要注意卫生，避免感染，并要常摸摸腋窝里有无疙瘩，如有疙瘩时可到接种站检查。
4. 为了解孩子接种卡介苗是否有效，在孩子过百日前后，一周岁前后，都应到接种站去复查。
5. 种卡介苗后一月内不要作其他预防接种。

最高指示

应当积极地预防和医治人民的疾病，推广人民的医药卫生事业。

青岛市卡介苗接种证

接种卡介苗

预防结核病

青岛市结核病防治院制

图 1-42　青岛市卡介苗接种证

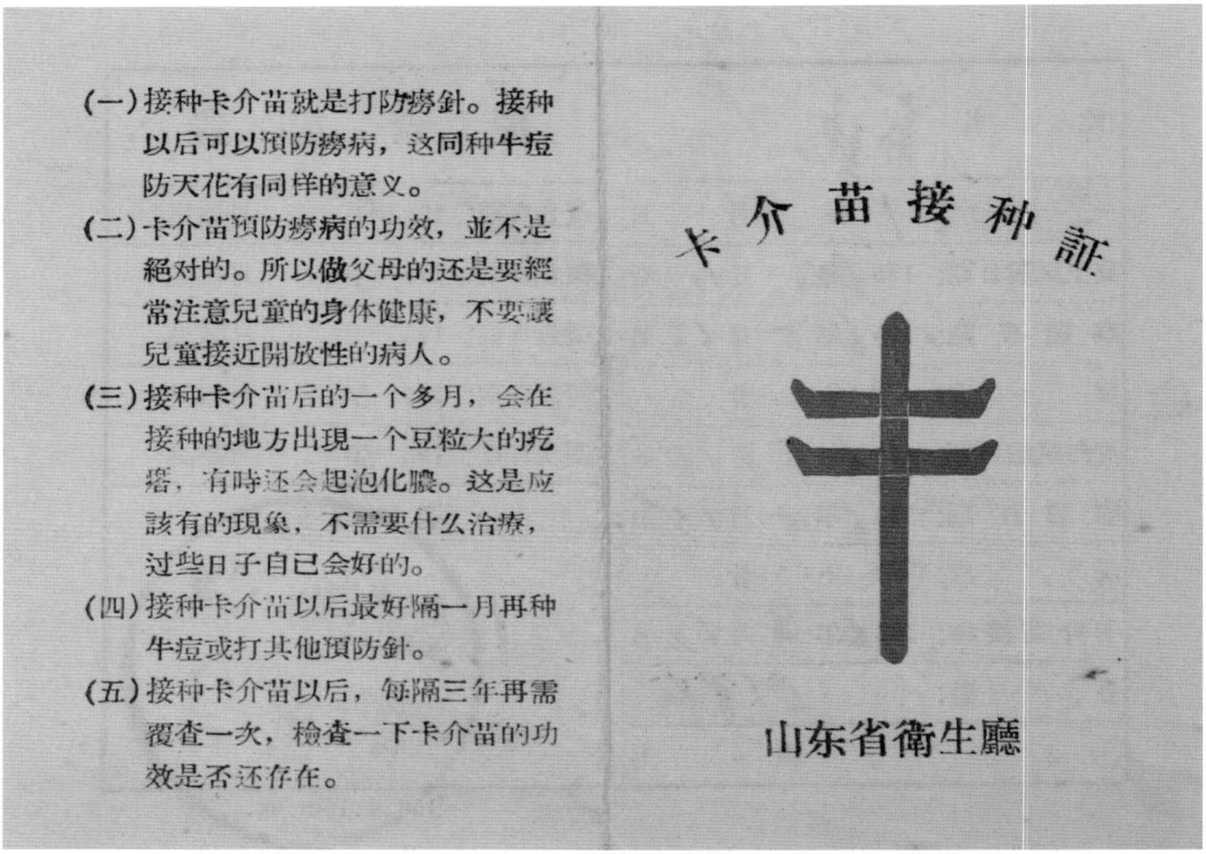

（一）接种卡介苗就是打防痨針。接种以后可以預防痨病，这同种牛痘防天花有同样的意义。

（二）卡介苗預防痨病的功效，並不是絕对的。所以做父母的还是要經常注意兒童的身体健康，不要讓兒童接近開放性的病人。

（三）接种卡介苗后的一个多月，会在接种的地方出现一个豆粒大的疙瘩，有時还会起泡化膿。这是应該有的现象，不需要什么治疗，过些日子自已会好的。

（四）接种卡介苗以后最好隔一月再种牛痘或打其他預防針。

（五）接种卡介苗以后，每隔三年再需覆查一次，檢查一下卡介苗的功效是否还存在。

卡 介 苗 接 种 証

丰

山东省衛生廳

图 1-43   山东省卡介苗接种证

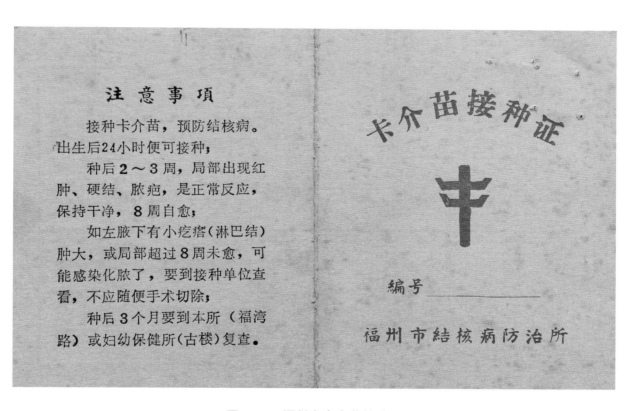

图 1-44 福州市卡介苗接种证

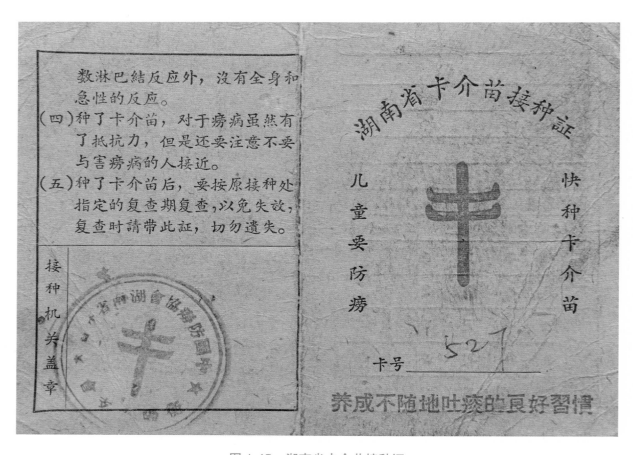

图1-45　湖南省卡介苗接种证

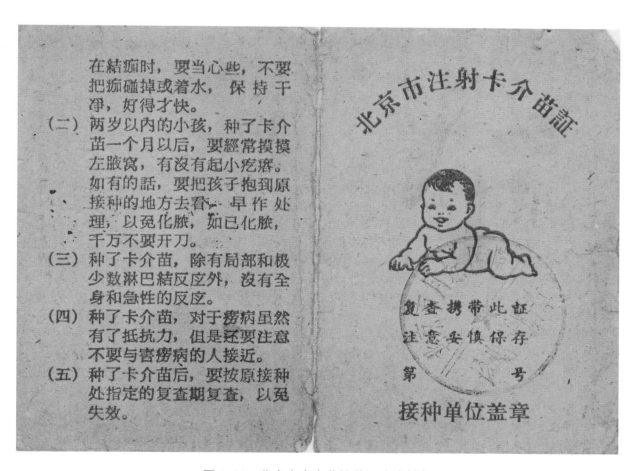

在結痂时，要当心些，不要把痂磁掉或着水，保持干净，好得才快。

（二）两岁以內的小孩，种了卡介苗一个月以后，要經常摸摸左腋窝，有沒有起小疙瘩。如有的話，要把孩子抱到原接种的地方去看，早作处理，以免化脓，如已化脓，千万不要开刀。

（三）种了卡介苗，除有局部和极少数淋巴结反应外，沒有全身和急性的反应。

（四）种了卡介苗，对于痨病虽然有了抵抗力，但是还要注意不要与害痨病的人接近。

（五）种了卡介苗后，要按原接种处指定的复查期复查，以免失效。

北京市注射卡介苗証

复查携带此証
注意妥慎保存
第　　号

接种单位盖章

图 1-46　北京市卡介苗接种证（注射）

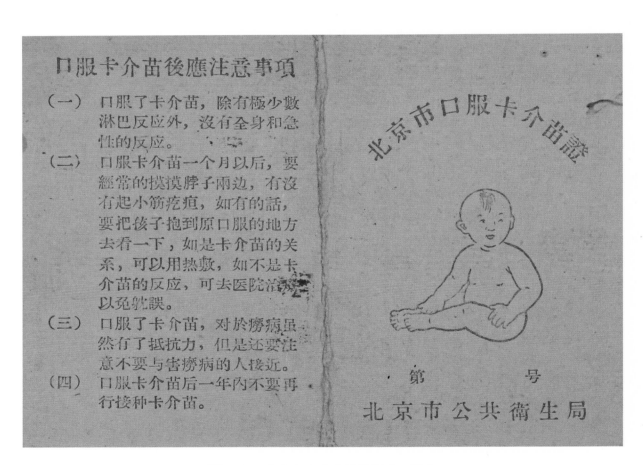

图 1-47　北京市卡介苗接种证（口服）

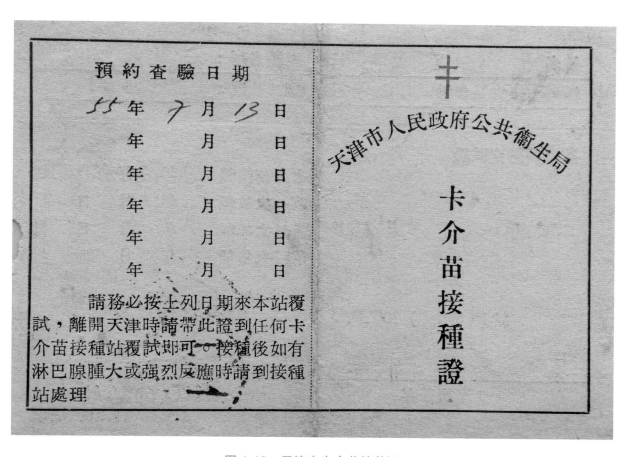

图 1-48　天津市卡介苗接种证

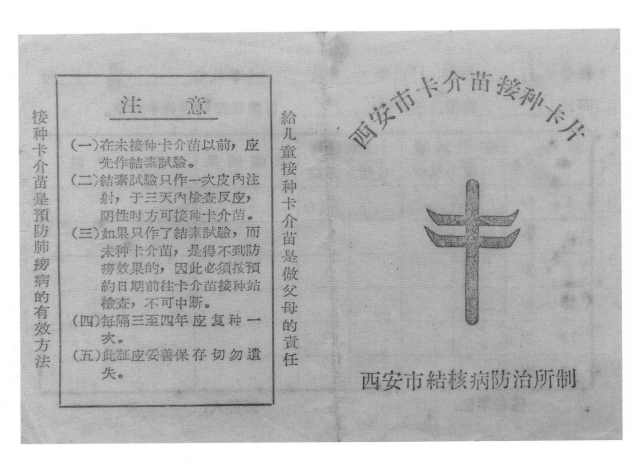

图 1-49　西安市卡介苗接种证

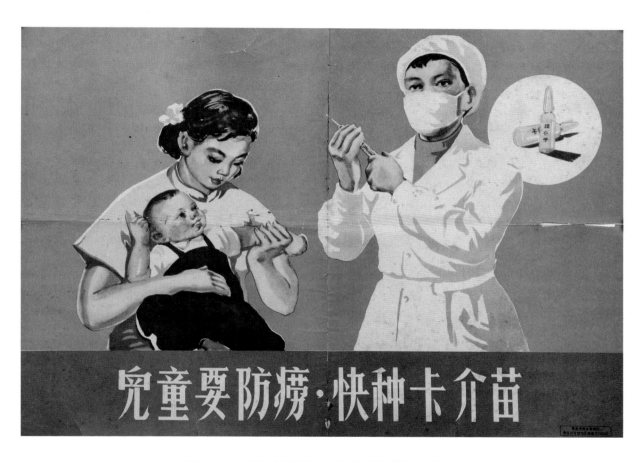

图 1-50　"儿童要防痨　快种卡介苗"宣传画

　　图 1-50 和图 1-51 宣传画提供了接种卡介苗的所有元素，如医务人员、儿童、家长、注射器、卡介苗等。设计简单、明了。尤其是医务人员着装和防护，在当时难能可贵。

时间　1958 年
机构　重庆市广告管理所
尺寸　52cm×37cm

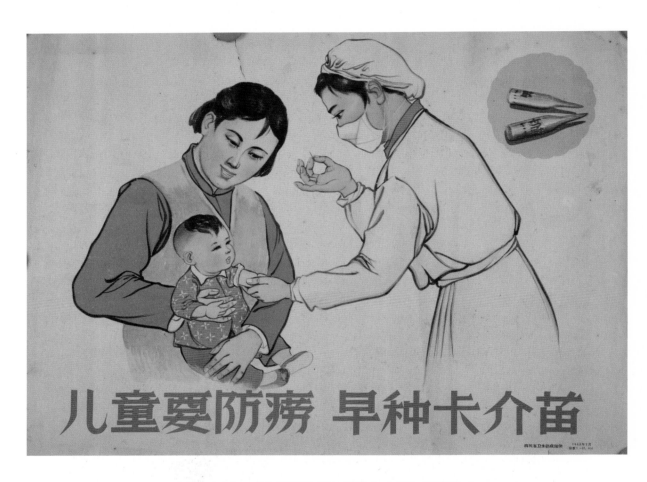

图 1-51 "儿童要防痨 早种卡介苗"宣传画

时间　1963 年 3 月
机构　四川省卫生防疫站
尺寸　53cm × 37cm
印数　10 000

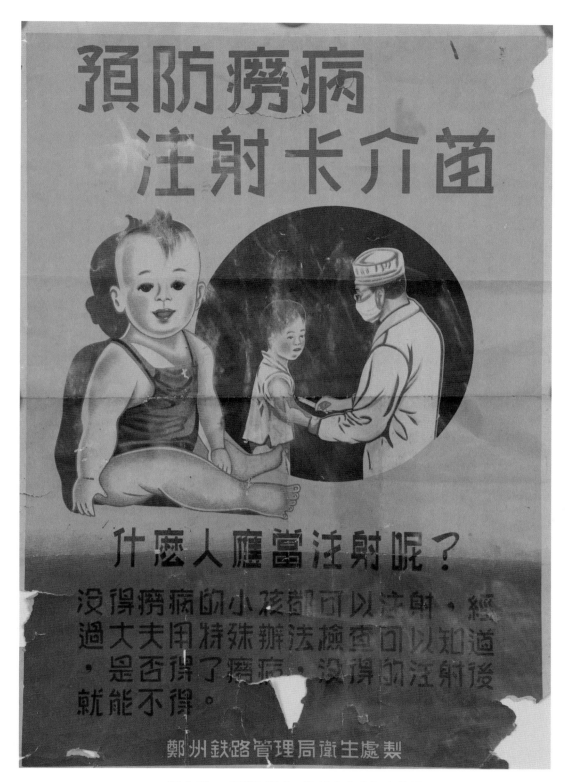

图 1-52　"预防痨病　注射卡介苗"宣传画

图 1-52 中华人民共和国成立初期铁路系统积极参与结核病防治宣传，难能可贵。

时间　20 世纪 50 年代

机构　郑州铁路管理局卫生处

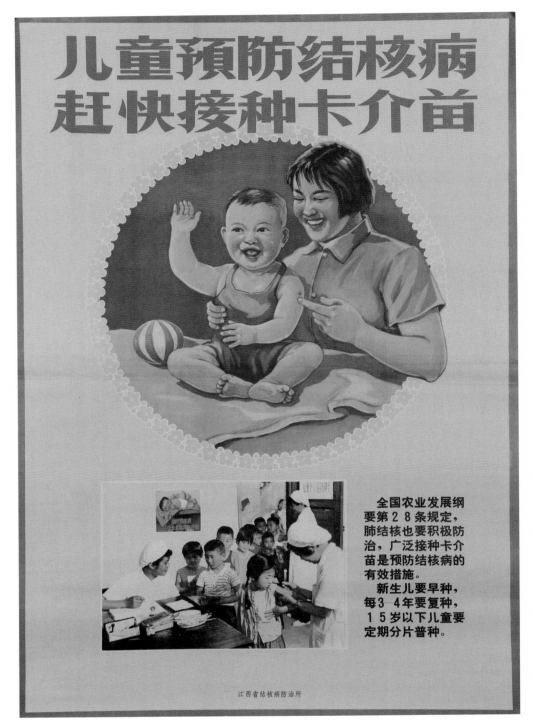

图 1-53 "儿童预防结核病 赶快接种卡介苗"宣传画

图 1-53"儿童预防结核病 赶快接种卡介苗"宣传画上半部分具有典型的 50 年代特征，下半部分是小学生复种卡介苗的照片。

时间　20 世纪 50—60 年代
机构　江西省结核病防治所
尺寸　52cm×75cm

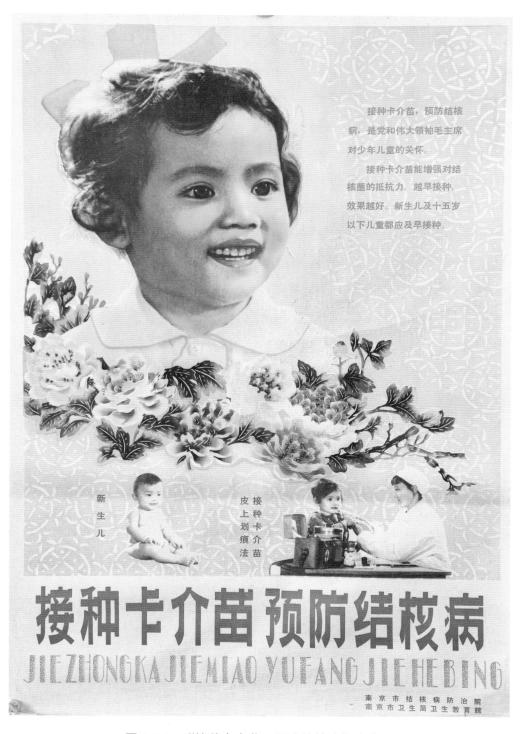

接种卡介苗，预防结核病，是党和伟大领袖毛主席对少年儿童的关怀。

接种卡介苗能增强对结核菌的抵抗力，越早接种，效果越好。新生儿及十五岁以下儿童都应及早接种。

新生儿　　接种卡介苗皮上划痕法

图 1-54　"接种卡介苗　预防结核病"宣传画

图 1-54"接种卡介苗　预防结核病"宣传画中儿童占了画面一半画幅，形象突出。图片下方介绍了两种卡介苗的接种方式。

时间　20 世纪 60—70 年代
机构　南京市结核病防治院
　　　南京市卫生局卫生教育馆
尺寸　53cm×83cm

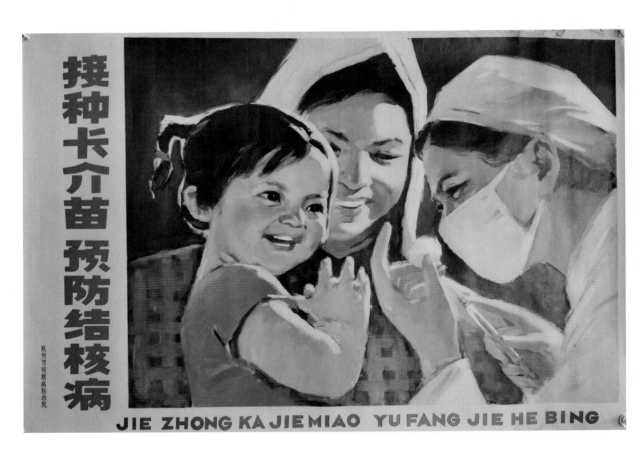

接种卡介苗 预防结核病

杭州市结核病防治院

JIE ZHONG KA JIE MIAO YU FANG JIE HE BING

图 1-55 "接种卡介苗 预防结核病"宣传画

图 1-55"接种卡介苗 预防结核病"宣传画,无论从画风、内容,甚至人物相貌上这都是一幅当年比较典型的卡介苗接种宣传画。尤其是小女孩的面容,我们会从多个宣传画中看到似曾相识的场景。

时间 20 世纪 60—70 年代
机构 杭州市结核病防治院
尺寸 83cm×58cm

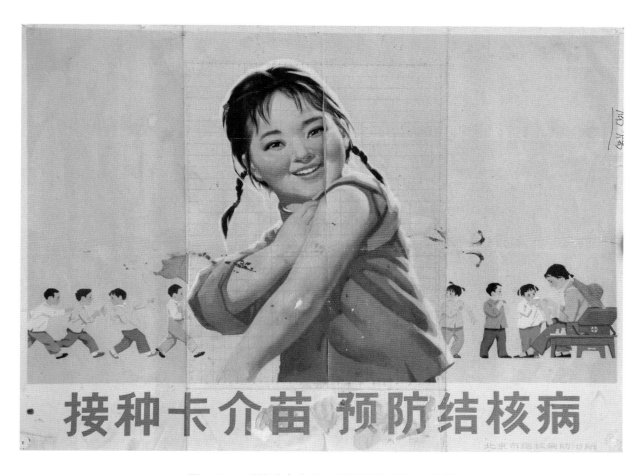

图 1-56　"接种卡介苗　预防结核病"宣传画

图 1-56 ~ 图 1-59 是"接种卡介苗　预防结核病"同一
类型的宣传画，被防治机构广泛借用，形成多地、多个版本。

时间　20 世纪 60—70 年代
机构　北京市结核病防治所
尺寸　70cm×54cm

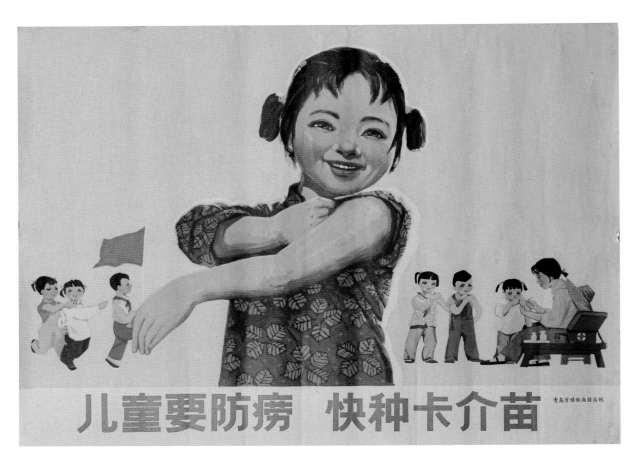

图 1-57 "儿童要防痨 快种卡介苗"宣传画

时间 20 世纪 60—70 年代
机构 青岛市结核防治院
尺寸 70cm×54cm

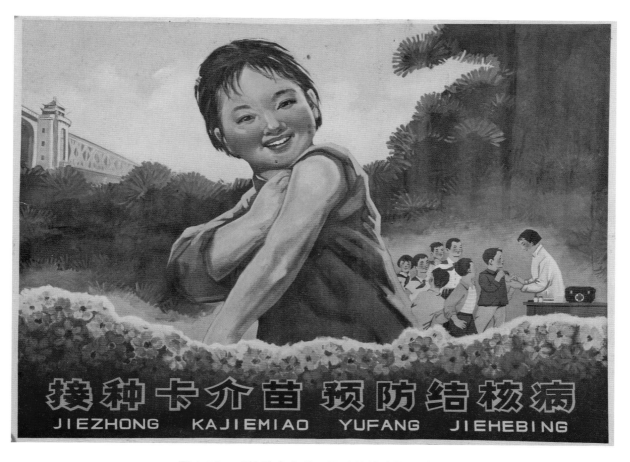

图 1-58　"接种卡介苗　预防结核病"宣传画

时间　20 世纪 60—70 年代
机构　不详
尺寸　70cm×54cm

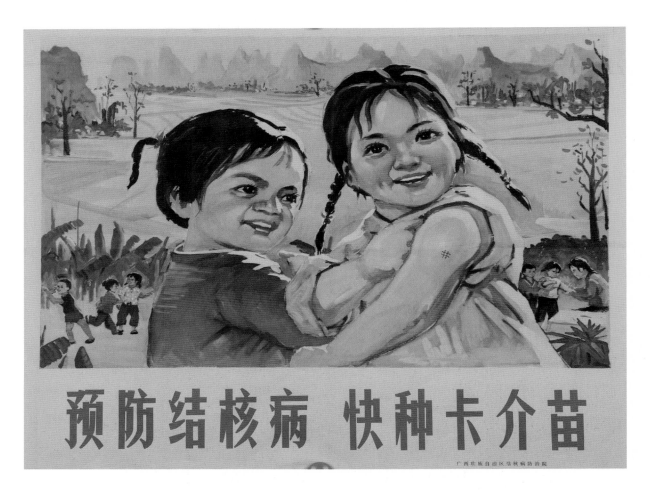

图 1-59　"预防结核病　快种卡介苗"宣传画

时间　20 世纪 60—70 年代
机构　广西壮族自治区结核病防治院
尺寸　70cm×54cm

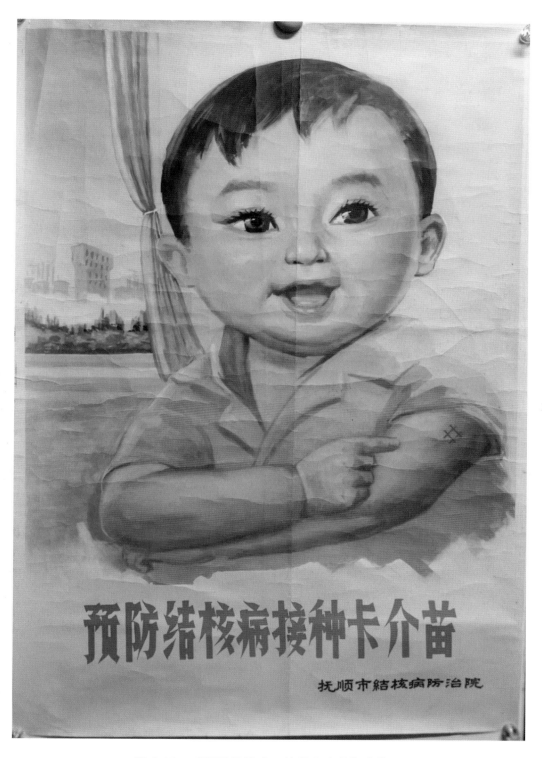

图 1-60 "预防结核病 接种卡介苗"宣传画

图 1-60"预防结核病，接种卡介苗"宣传画中是一名健康、活泼可爱的儿童，展示左臂上方接种痕迹，具有鲜明的时代色彩。

时间 20 世纪 60 年代
机构 抚顺市结核病防治院
尺寸 54cm×77cm

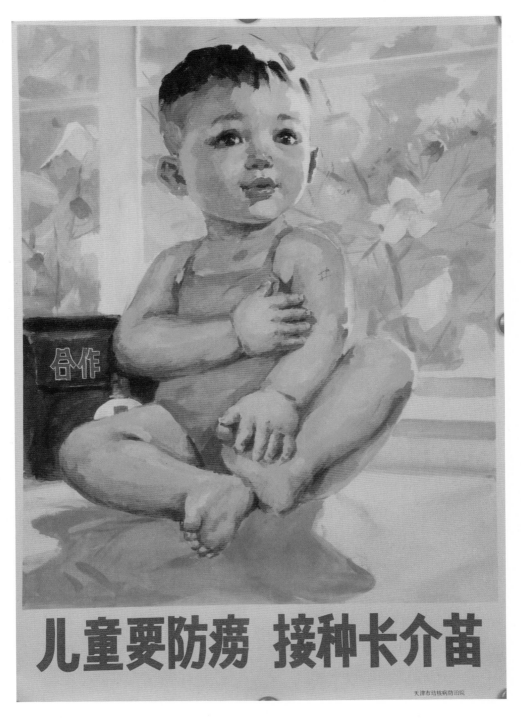

图 1-61   "儿童要防痨 接种卡介苗"宣传画

图 1-61"儿童要防痨 接种卡介苗"宣传画中，一名
胖嘟嘟的儿童坐在画面中央，正在展示左臂上方接种痕迹。
背后的药箱上"合作"两字提示了创作背景时间。这种简单
化的设计反而给人以深刻印象。

时间 20 世纪 60 年代
机构 天津市结核病防治院
尺寸 52cm×75cm

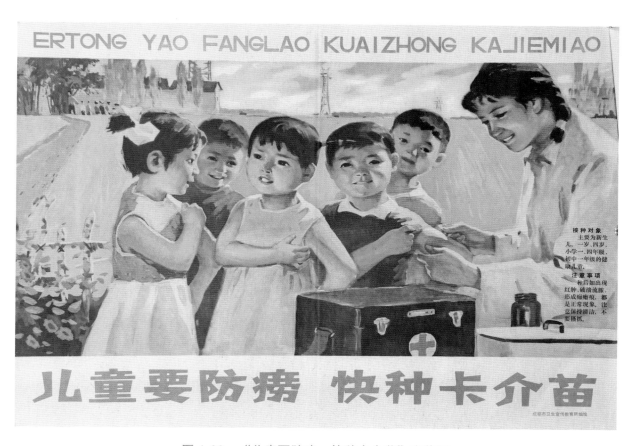

图 1-62 "儿童要防痨 快种卡介苗"宣传画

图 1-62"儿童要防痨 快种卡介苗"宣传画中，一名医务人员正在给儿童接种卡介苗，画的一侧显示接种对象的范围、注意事项的基本信息。

时间 20 世纪 60—70 年代

机构 成都市卫生宣传教育所

尺寸 75cm×53cm

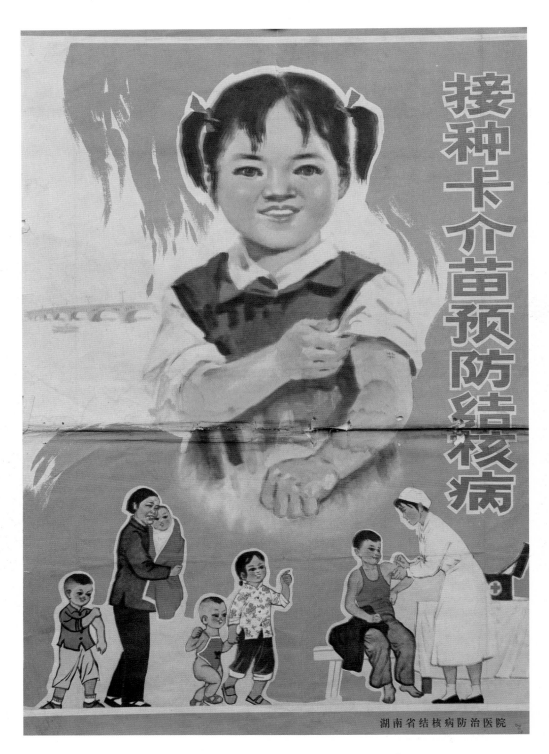

图 1-63　"接种卡介苗　预防结核病"宣传画

　　图 1-63"接种卡介苗　预防结核病"宣传画中以不同年龄段的儿童作为接种对象，给人以亲切感觉。

时间　20 世纪 60—70 年代
机构　湖南省结核病防治医院
尺寸　30cm×41cm

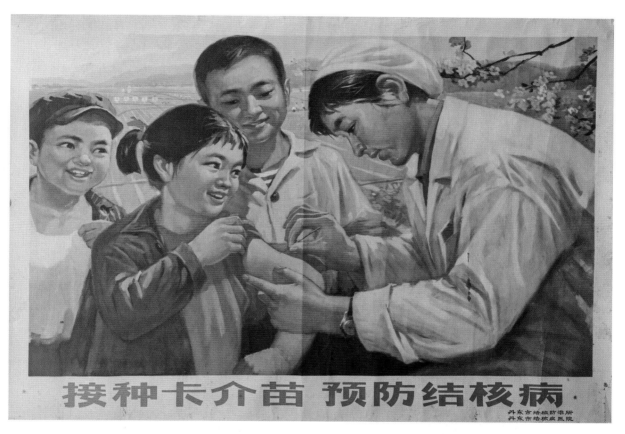

图 1-64　"接种卡介苗　预防结核病"宣传画

图 1-64 在广阔的田地旁，一名医务人员正在给学生接种卡介苗，突出了接种者赤脚医生的身份。画中的三名学生表情轻松，给人以亲切温暖感。

时间　20 世纪 60—70 年代
机构　丹东市结核防治所
　　　丹东市结核病医院
尺寸　77cm×53cm

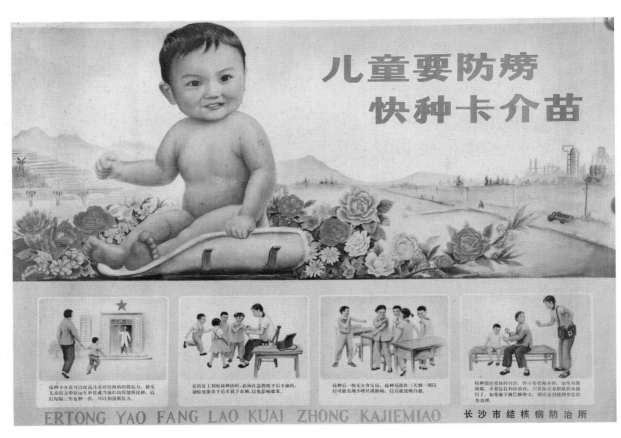

图 1-65 "儿童要防痨 快种卡介苗"宣传画

图 1-65 "儿童要防痨 快种卡介苗"宣传画中介绍了
接种卡介苗的注意事项，非常细致和专业。这也体现了结核
病防治机构制作宣传画的优势。

时间 20 世纪 60—70 年代
机构 长沙市结核病防治所
尺寸 75cm×53cm

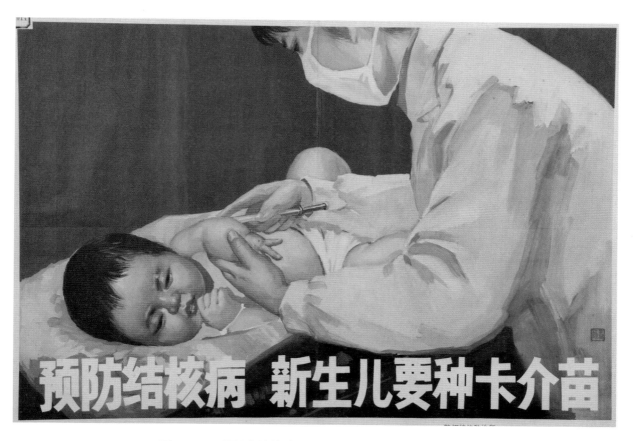

图 1-66 "预防结核病 新生儿要种卡介苗"宣传画

图 1-66"预防结核病 新生儿要种卡介苗"宣传画，给新生儿接种卡介苗本来容易令人紧张，但画中的新生儿可爱，表情轻松，整个画面有一种和谐的氛围，令人印象深刻。

时间 20 世纪 60—70 年代
机构 鞍钢结核防治所
尺寸 72cm×53cm

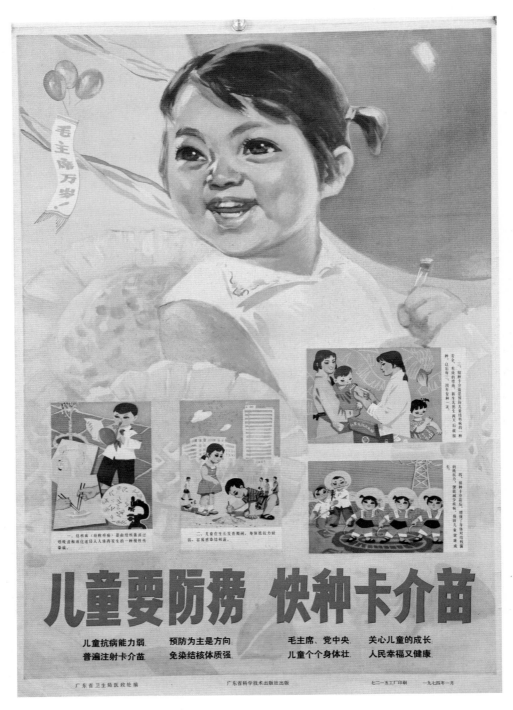

图 1-67 "儿童要防痨 快种卡介苗"宣传画

图 1-67"儿童要防痨 快种卡介苗"宣传画介绍
了接种卡介苗的原因、接种时间等,让接种疫苗的家长
了解到结核病的危害及接种疫苗的重要性。

时间 1974 年 1 月
机构 广东省卫生局医政处
广东省科学技术出版社出版
尺寸 54cm×78cm

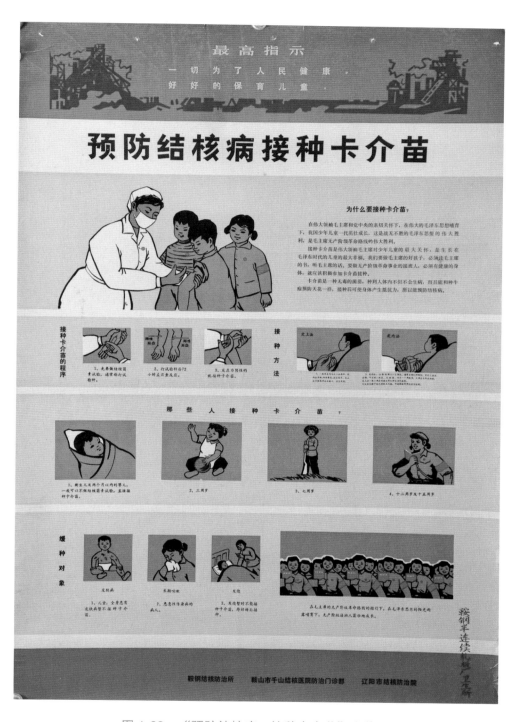

图 1-68　"预防结核病　接种卡介苗"宣传画

图 1-68"预防结核病　接种卡介苗"宣传画介绍了接种卡介苗的原因、程序、接种对象等内容，科学专业，画面有浓烈的时代特征。

时间	20 世纪 60 年代
机构	鞍钢结核防治所
	鞍山市千山结核医院防治门诊部
	辽阳市结核防治院

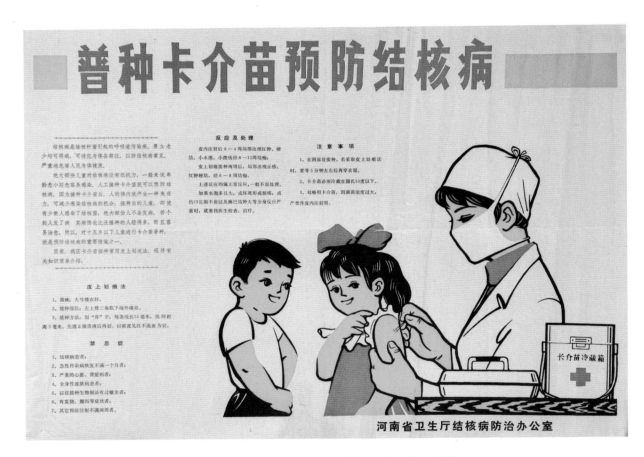

图 1-69 "普种卡介苗　预防结核病"宣传画

　　图 1-69 宣传画清晰展示了皮上划痕法接种卡介苗的过程。整个画面简洁、明了。

时间　20 世纪 60—70 年代
机构　河南省卫生厅结核病防治办公室
尺寸　61cm×44cm

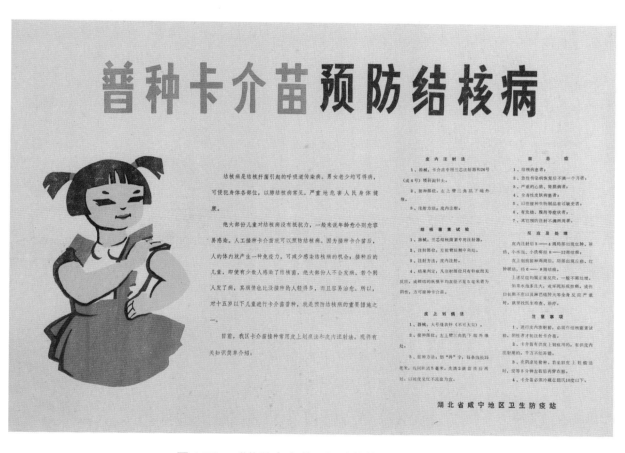

图 1-70　"普种卡介苗　预防结核病"宣传画

图 1-70"普种卡介苗　预防结核病"宣传画设计比较简洁，以文字为主。

时间　20 世纪 60—70 年代

机构　湖北省咸宁地区卫生防疫站

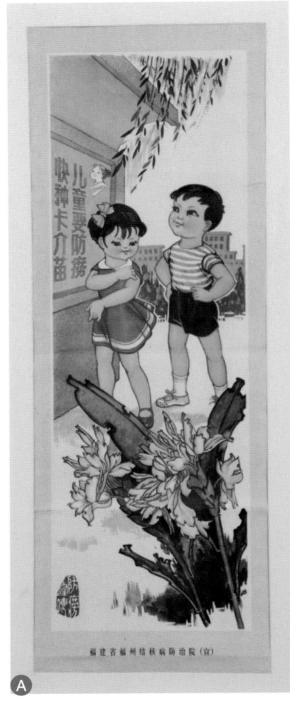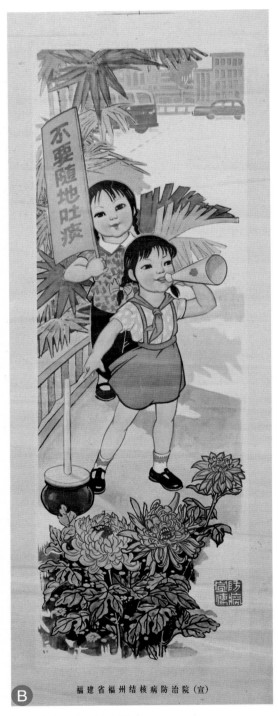

图 1-71　"儿童要防痨　快种卡介苗"宣传画

（A. 儿童要防痨　快种卡介苗；B. 不要随地吐痰）

　　图 1-71 福建省福州结核病防治院发行的这两幅宣传
画设计风格类似，以人物作为主角，配合文字标语，色
彩浓郁。

时间　20 世纪 70 年代
机构　福建省福州结核病防治院

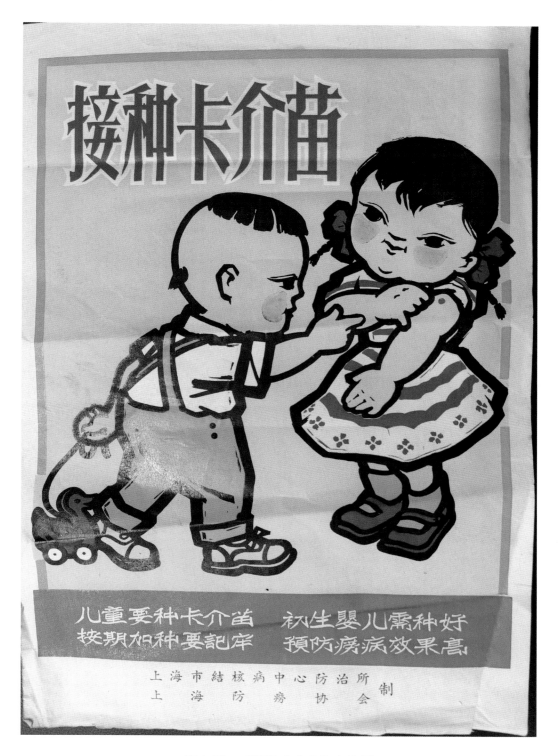

图 1-72　"接种卡介苗"宣传画

　　图 1-72 宣传画以两个儿童作为主体，设计轻松、活泼，是难得的宣传作品。

时间　20 世纪 70 年代
机构　上海市结核病中心防治所
　　　上海防痨协会

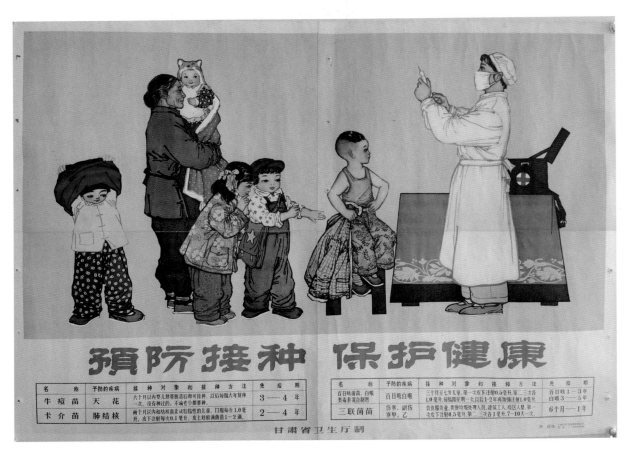

图 1-73　"预防接种　保护健康"宣传画

　　图 1-73"预防接种　保护健康"是一幅关于预防接种的宣传画。在画中以表格的形式展示了甘肃省在 1965 年开展的预防接种的四种疫苗以及接种有关事项，其中就包括卡介苗，这也是一幅难得的历史资料。

时间　1965 年
机构　甘肃省卫生厅
印数　20 000

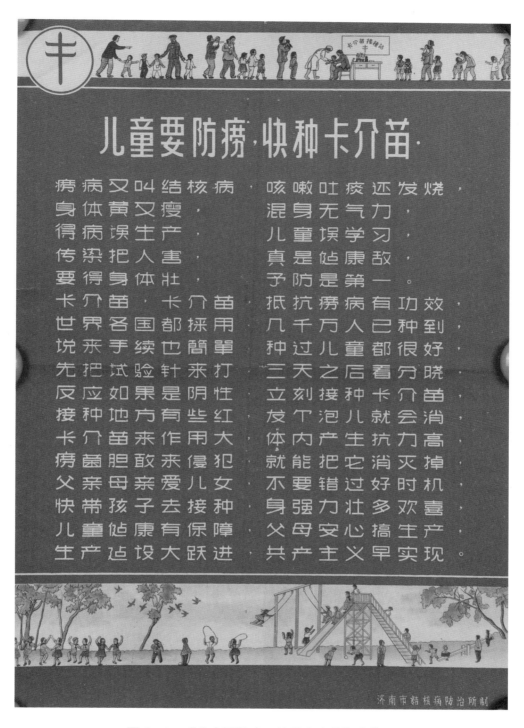

图 1-74　"儿童要防痨，快种卡介苗"宣传画

图 1-74 是一幅将宣传画与快板结合在一起的宣传品。文字通俗易懂、画面简洁，形式比较活泼、轻松。

时间　20 世纪 60—70 年代
机构　济南市结核病防治所
尺寸　25cm×35cm

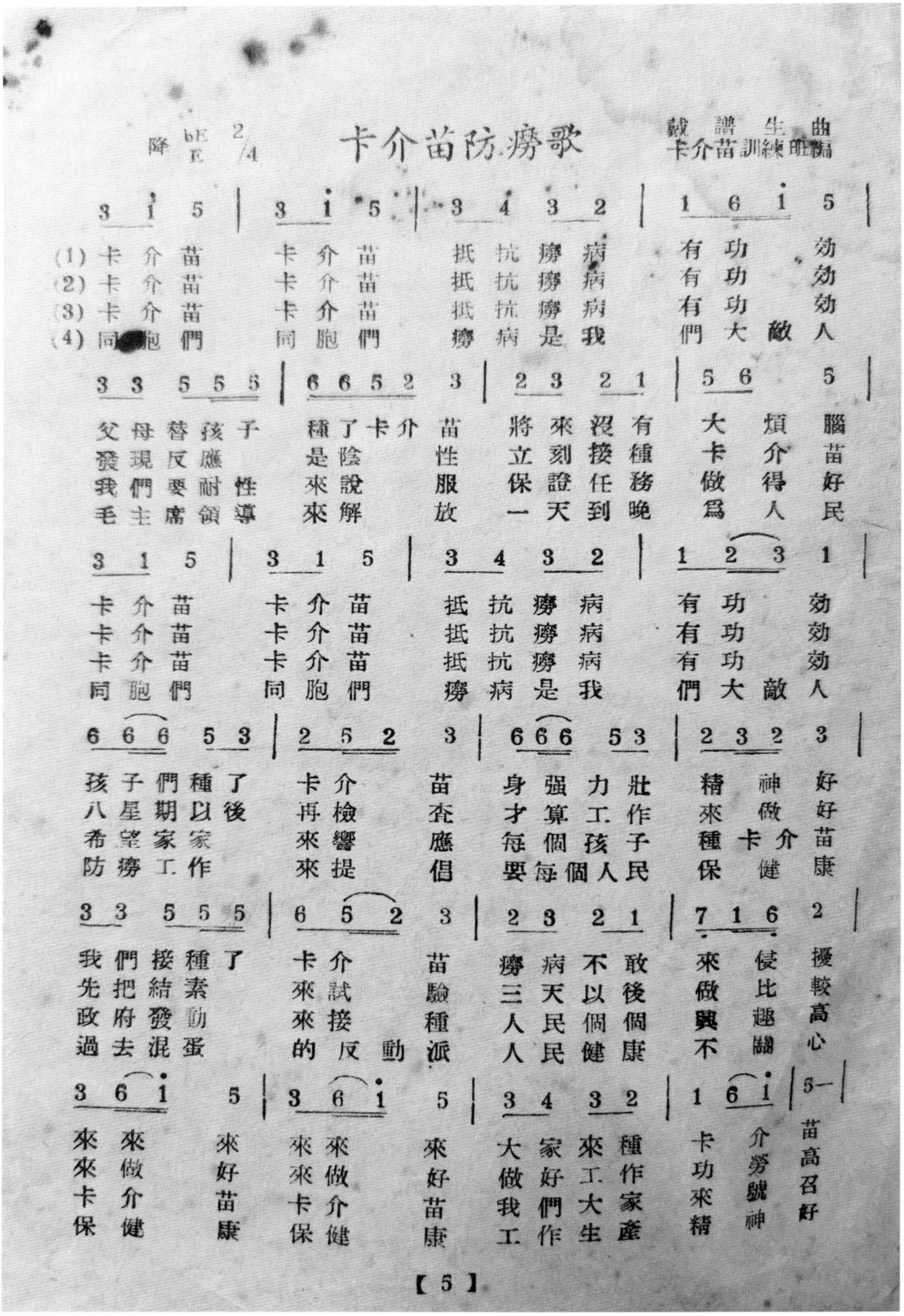

图 1-75　卡介苗防痨歌

　　图 1-75 是上海市卡介苗接种培训班使用的歌曲，通俗易懂。

时间　20 世纪 50 年代初
机构　上海市卡介苗接种委员会
作曲　戴谱生

三、综合防治　治愈结核

　　在 20 世纪 50—90 年代，控制结核病的措施除了卡介苗接种和劝止随地吐痰运动，还包括锻炼身体、增加营养，同时辅以空气流通、生活规律、早期体检、与患者隔离等。这些措施涵盖结核病的预防、早期发现和治疗、管理等。在化学治疗尚不完善的时代，这些措施无疑起到重要作用。

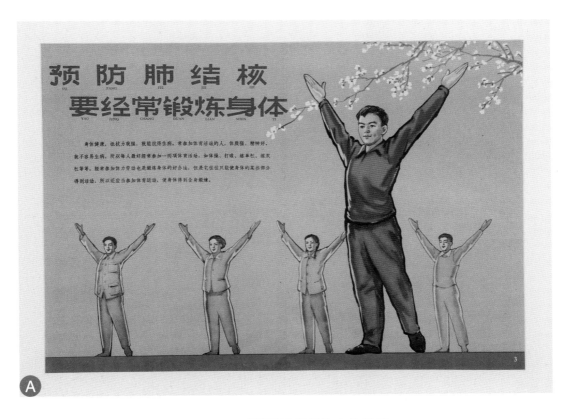

图 1-76　"预防肺结核"宣传组画

（A. 要经常锻炼身体；B. 生活要有规律；C. 要避免传染；D. 要讲究卫生；E. 要注意营养；F. 要定期检查；G. 要接种卡介苗；H. 不要随地吐痰）

　　图 1-76 "预防肺结核"宣传组画。中华人民共和国成立初期，为了在全国开展结核病防治宣传，提高公众结核病信息知晓率，《健康报》制作发行了一套宣传画，分别从要经常锻炼身体、生活规律、避免传染、讲究卫生、注意营养、定期检查、接种卡介苗、不要随地吐痰八个方面进行介绍。该系列宣传画设计精美，图文并茂，内容实用，是一套难得的防治结核病宣传画佳作。

时间	1949 年
机构	健康报社
尺寸	46cm × 33.3cm
印数	93 000
文字	叶流
绘画	默公

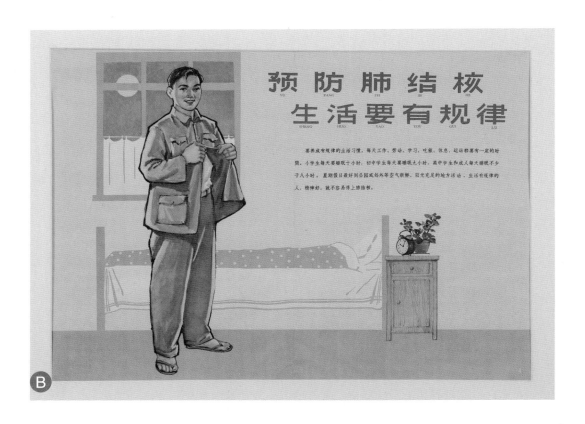

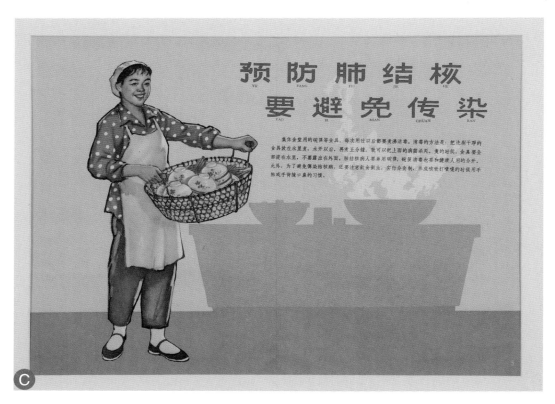

图 1-76（续）

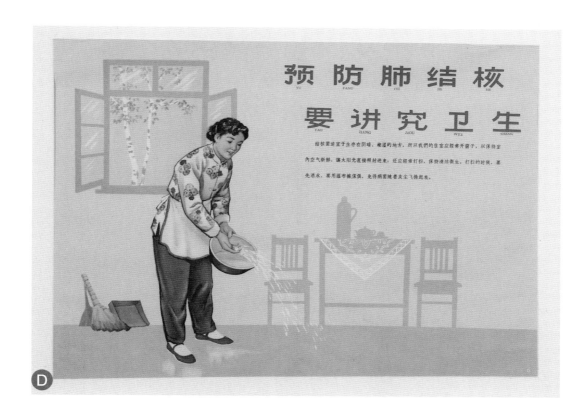

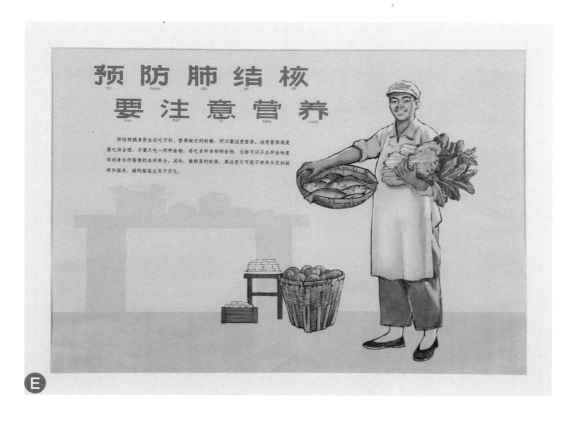

图 1-76（续）

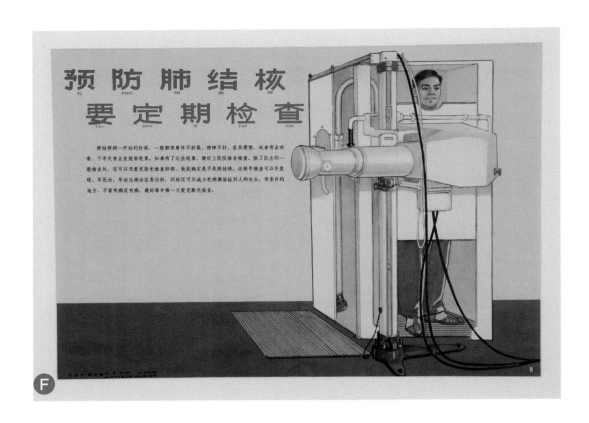

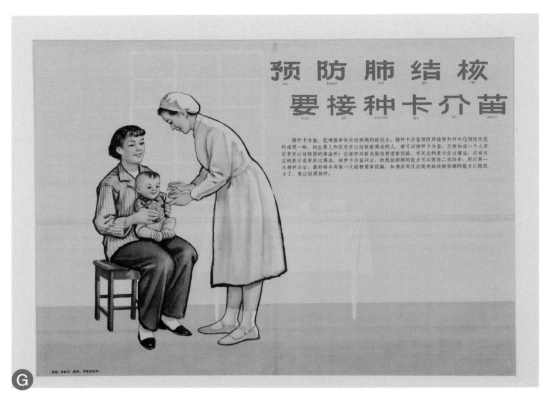

图 1-76（续）

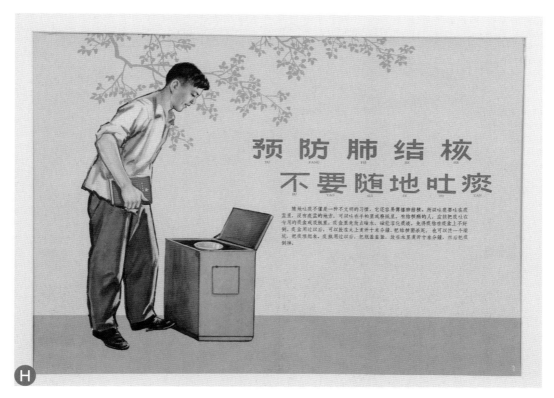

图 1-76（续）

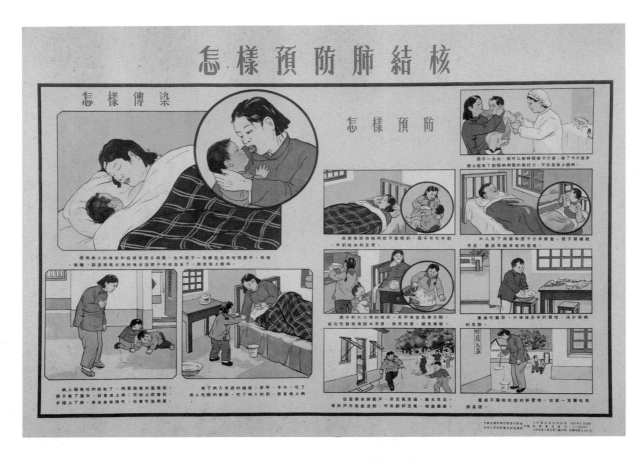

图 1-77 "怎样预防肺结核"宣传画

图 1-77 "怎样预防肺结核"宣传画介绍了结核病的传染方式以及如何预防。该画由中华全国科学技术普及协会和卫生部宣传处设计，人民卫生出版社出版，权威性和科学性都很强。画风具有典型的 20 世纪 50 年代风格，印刷信息完整。

时间　1953 年 6 月
机构　中华全国科学技术普及协会
　　　中央人民政府卫生部宣传处
　　　人民卫生出版社
尺寸　77cm×53cm
印数　30 000
售价　2000

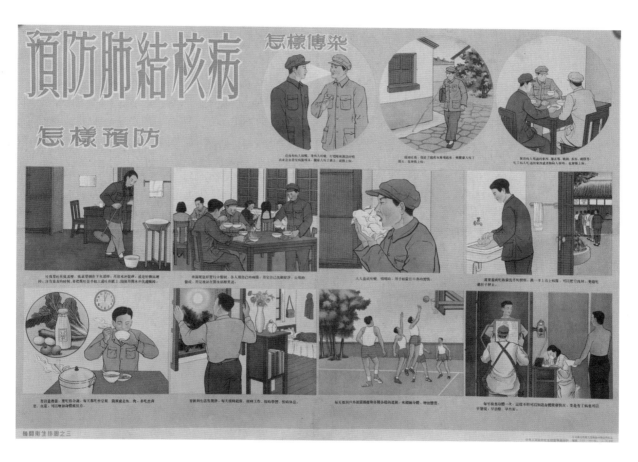

图 1-78　"预防肺结核病"宣传画

图 1-78"预防肺结核病"宣传画介绍了结核病传染
的主要方式，如直接接触、吐痰等，并告诉大家具体预
防措施，如咳嗽时蒙住口鼻，分餐、勤洗手、把痰吐到
痰盂里等，对现在仍有很大可参考性。这是由卫生部发
行的宣传画，具有极大的权威性、科学性。内容丰富，设计、
印刷精美，保存完好。

时间　1953 年 12 月
机构　中央人民政府卫生部宣传处
尺寸　77cm×53cm
印数　20 000

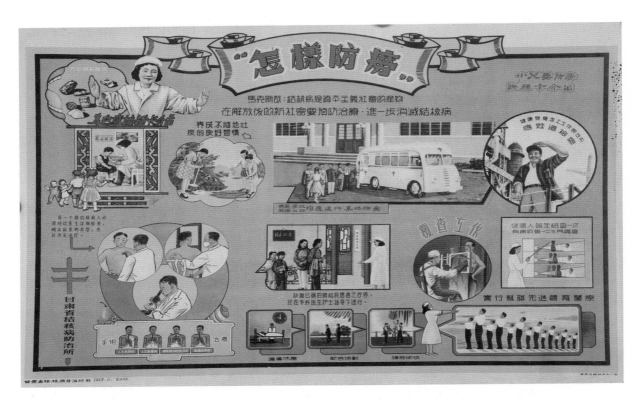

图 1-79　"怎样防痨"宣传画

图 1-79"怎样防痨"宣传画介绍了接种卡介苗、团体检查、疗养、治疗等预防治疗信息。内容全面，服装具有浓郁的 20 世纪 50 年代风格，印制精美，出版信息完整，保存完好。

时间　1958 年 11 月
机构　甘肃省结核病防治所
尺寸　77cm×57cm
印数　6000

小知识

　　团体检查：20 世纪 50 年代初，为了尽可能多地发现结核患者，提高发现水平和效率，由各级政府或结核病防治机构组织对机关、企业、学校、农村等进行了结核病的团体检查，团体检查在提高结核病防治水平方面发挥了较大的作用。

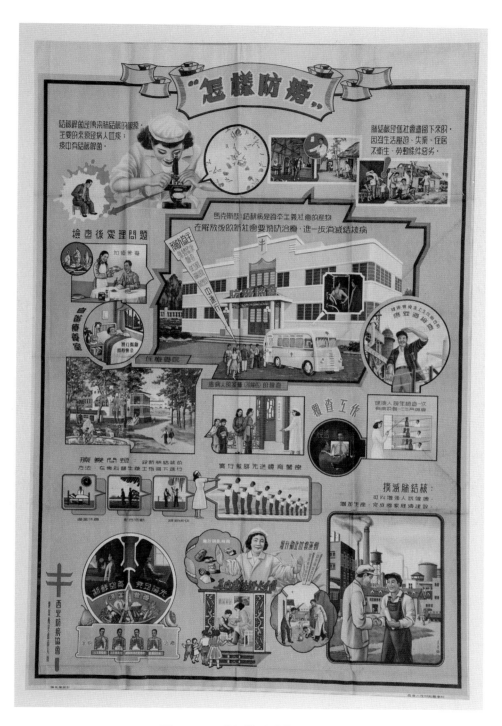

图 1-80　"怎样防痨"宣传画

图 1-80"怎样防痨"宣传画的内容和风格与图 1-79 极其类似，应该是在一个模板上的补充和加工。其尺寸之大非常罕见。

时间　1958 年

机构　西北防痨协会

尺寸　77cm×107.5cm

设计　陈其华

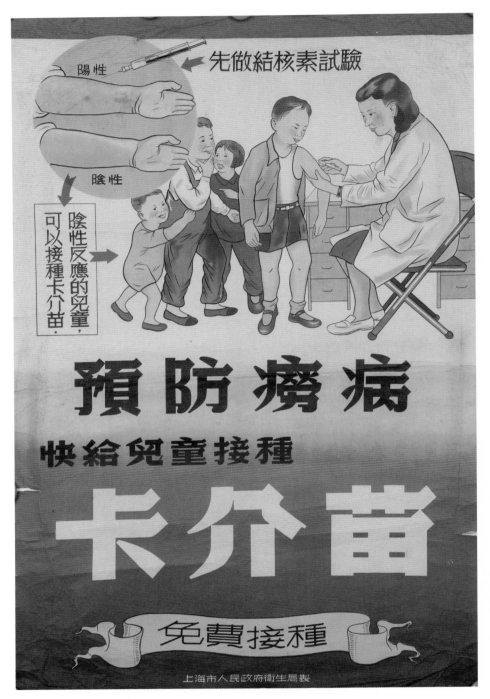

图 1-81　"预防痨病　快给儿童接种卡介苗"宣传画

图 1-81"预防痨病　快给儿童接种卡介苗"宣传画介绍了接种卡介苗前需要先进行结核菌素试验。画面中工作人员在给儿童接种卡介苗，后面是三个顽皮的儿童在观看，画风轻松。画中特别注明卡介苗接种是免费。

时间　20 世纪 50 年代
机构　上海市人民政府卫生局
尺寸　52cm×75cm

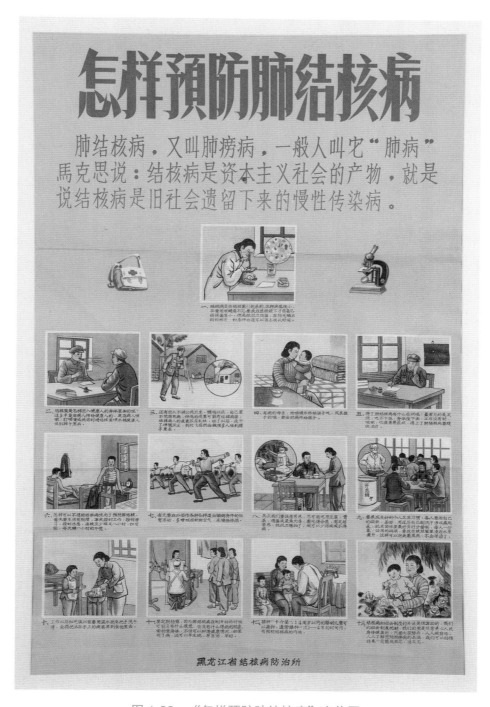

图 1-82　"怎样预防肺结核病"宣传画

图 1-82"怎样预防肺结核病"宣传画用 13 幅图片介绍了结核病的传染以及如何预防。设计、印刷精美，内容丰富。尤其是由省级结防所设计与发行，在 20 世纪 50 年代难能可贵。文字中介绍肺结核也称"肺病"这一称呼，在 20 世纪 40—50 年代一度较为流行，20 世纪 60 年代后基本弃用。

时间　20 世纪 50 年代
机构　黑龙江省结核病防治所
尺寸　50cm×74cm

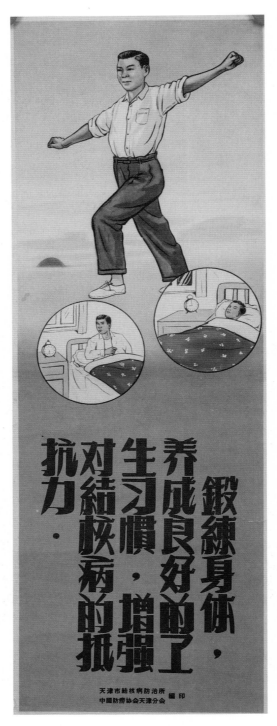

图 1-83　"锻炼身体，抵抗结核病"宣传画

图 1-83 宣传画用图画和文字来表达锻炼身体和养成良好卫生习惯有助于预防结核病。

时间　20 世纪 50 年代
机构　天津市结核病防治所
　　　中国防痨协会天津分会
尺寸　18cm×53cm

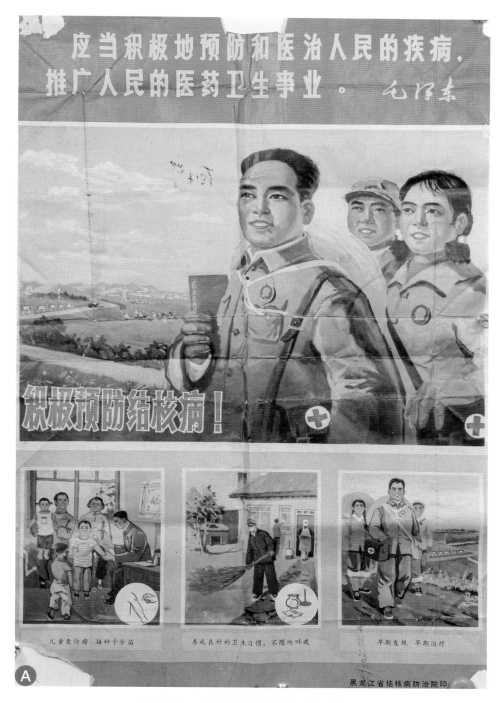

图 1-84　"积极预防结核病"宣传组画

（A. 农村；B. 城市）

　　图 1-84 "积极预防结核病"宣传画分两幅，分别以农村和城市为场景，宣传卡介苗接种、养成不随地吐痰的良好卫生习惯、早发现早治疗，积极推动结核病预防和医治，推动人民的医药卫生事业。

时间　20 世纪 50 年代

机构　黑龙江省结核病防治院

尺寸　图 A　52cm×78cm

　　　图 B　75cm×52cm

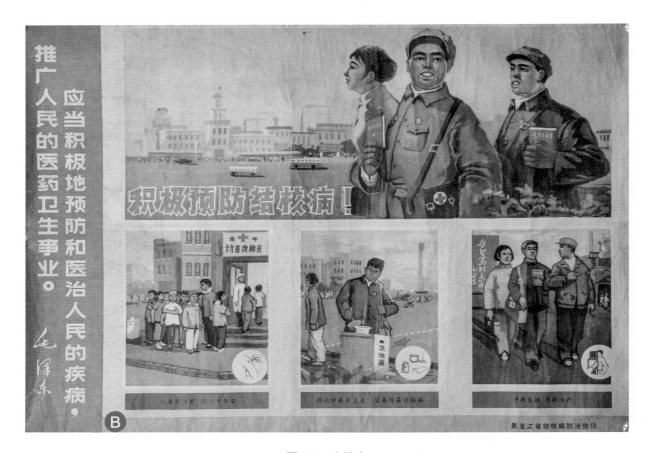

图 1-84（续）

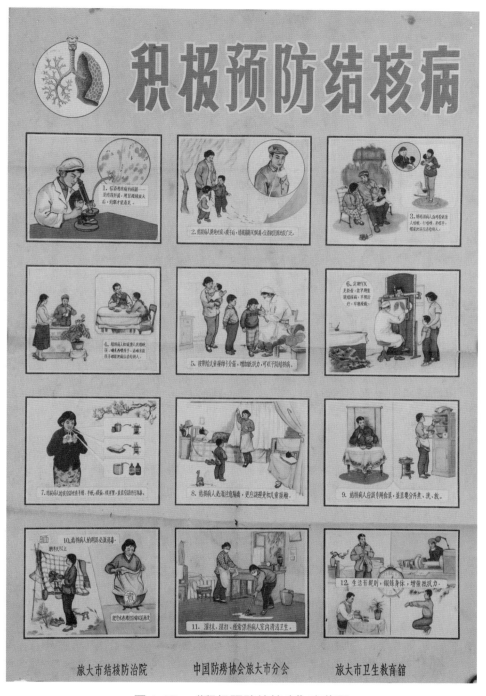

图 1-85　"积极预防结核病"宣传画

　　图 1-85"积极预防结核病"，是由旅大市创作的宣传画。从内容和画风来看，类似 20 世纪 50 年代的宣传画。今天，宣传画还在，而"旅大市"这一名称却成了历史。

时间　20 世纪 60 年代后期
机构　旅大市结核病防治院
　　　中国防痨协会旅大市分会
　　　旅大市卫生教育馆
尺寸　37cm×52cm

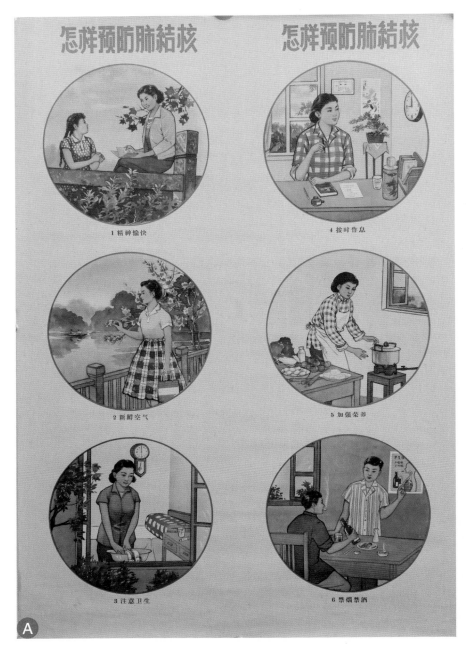

图 1-86 "怎样预防肺结核"宣传组画

（A. 预防措施 1-6；B. 预防措施 7-12）

图 1-86"怎样预防肺结核"宣传画分两幅，用 12 幅画面告诉大家预防肺结核的 12 个措施。宣传画设计精良，内容丰富。值得强调的是，即使用今天的眼光来看，画中人物发型、服装都非常"时髦"，一扫 20 世纪 50 年代初期服装统一、单调的风格，令人印象深刻。

时间　20 世纪 60 年代后期

机构　沈阳市结核病防治院

　　　中国防痨协会辽宁省沈阳市分会

尺寸　图 A　52cm×76cm

　　　图 B　52cm×76cm

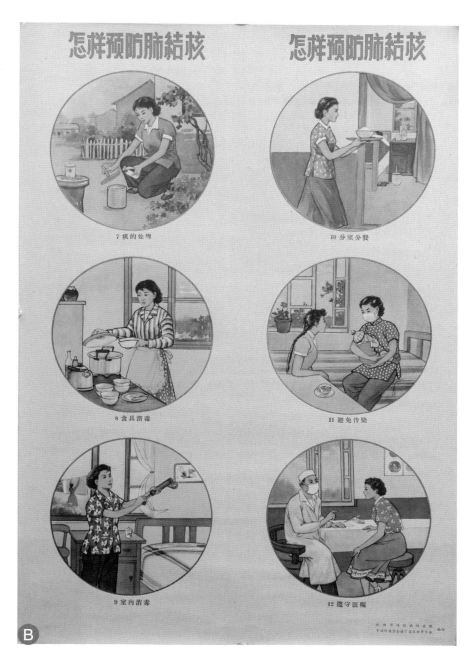

图 1-86（续）

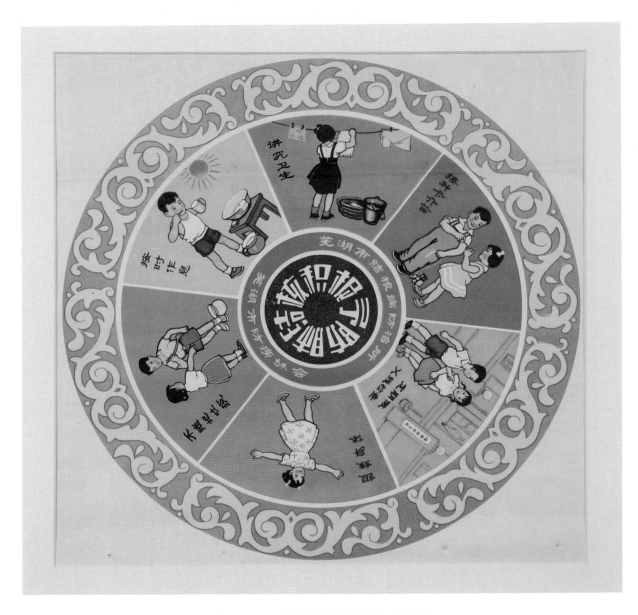

图 1-87 "积极预防肺结核"宣传画

图 1-87"积极预防肺结核"是一幅看后令人印象深刻的宣传画。从形状上看，是罕见的圆形设计；从内容上看，用6幅图画将结核病的预防措施说得清清楚楚；从设计风格上看，有明显的民族风格。本宣传画是防治结核病领域中的精品。

时间　20 世纪 60 年代后期
机构　芜湖市结核病防治所
尺寸　25.8cm×25.8cm

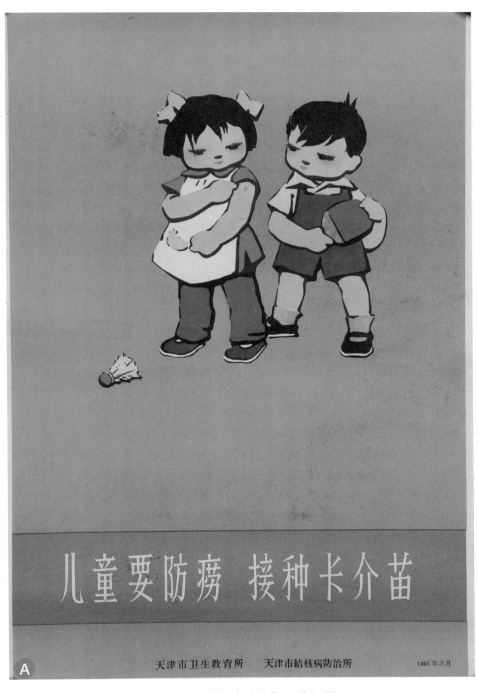

图 1-88　"儿童防痨"宣传组画

（A.儿童要防痨　接种卡介苗；B.锻炼身体　预防结核病）

　　图 1-88 "儿童防痨"是一套含两幅的宣传画，分别从接种卡介苗和锻炼身体两个方面宣传预防结核病。宣传画以儿童为设计对象，以卡通形式展示，形象活泼，内容简洁，令人耳目一新。

时间　1965 年 3 月
机构　天津市卫生教育所
　　　天津市结核病防治所
尺寸　26.5cm×38cm

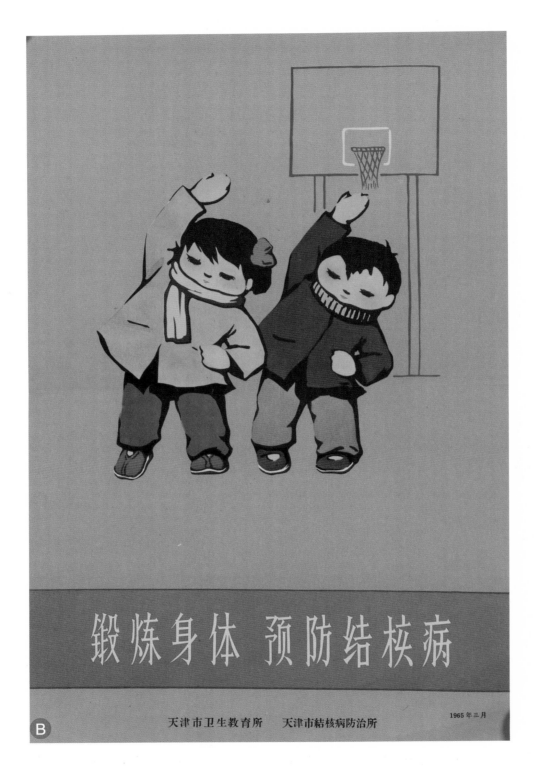

图 1-88（续）

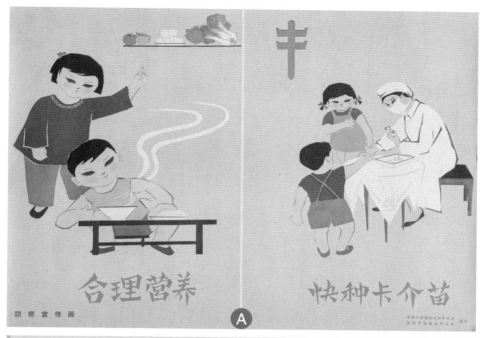

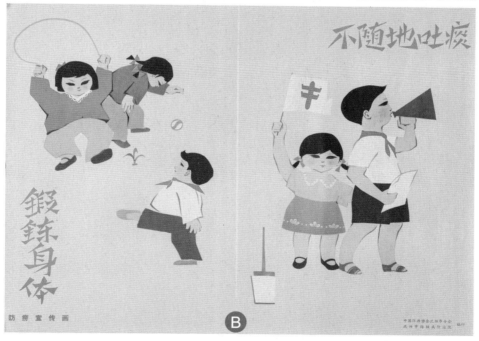

图 1-89　"怎样预防肺结核"宣传组画

（A.合理营养　快种卡介苗；B.锻炼身体　不随地吐痰；C.生活有规律　用具消毒；D.防痨戴口罩　定期透视）

图 1-89"怎样预防肺结核"宣传画分 4 幅，用 8 小幅画面告知儿童预防肺结核的 8 个措施。图画活泼可爱，画中展示的防痨方法实用性强。

时间　20 世纪 60—70 年代
机构　中国防痨协会沈阳市分会
　　　沈阳市结核病防治院
尺寸　53cm×38cm

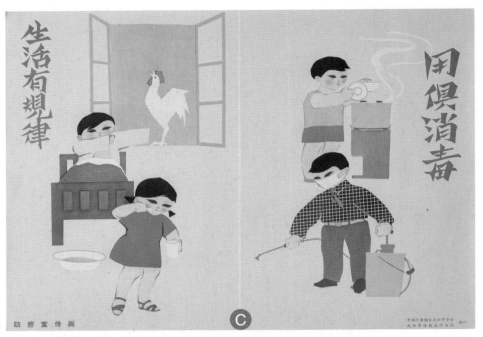

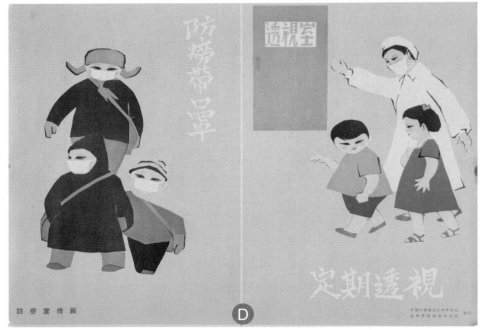

图 1-89（续）

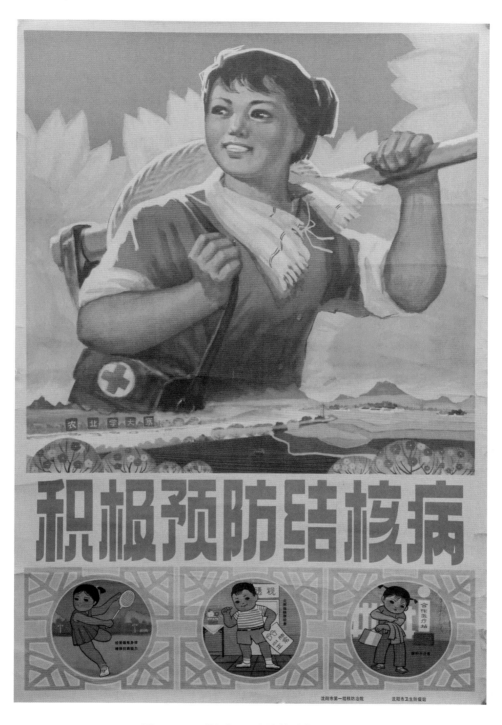

图 1-90　"积极预防结核病"宣传画

图 1-90 "积极预防结核病"宣传画的画风与 20 世纪 50 年代差别较大，画中人物高大、壮实，色彩偏红色，内容较为单调，文字较少，是 60 年代后期到 70 年代比较明显的特征。

时间　20 世纪 60—70 年代
机构　沈阳市第一结核防治院
　　　沈阳市卫生防疫站
尺寸　53cm×78cm

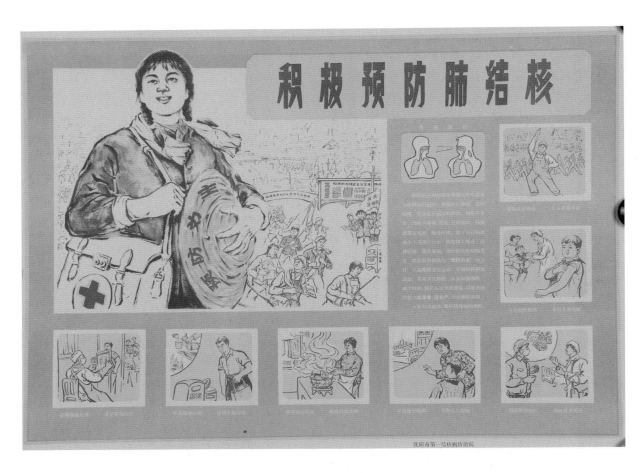

图 1-91　"积极预防结核病"宣传画

　　图 1-91"积极预防结核病"宣传画设计简单，介绍了结核病的防治信息。

时间　20 世纪 60—70 年代
机构　沈阳市第一结核病防治院
尺寸　52cm×37cm

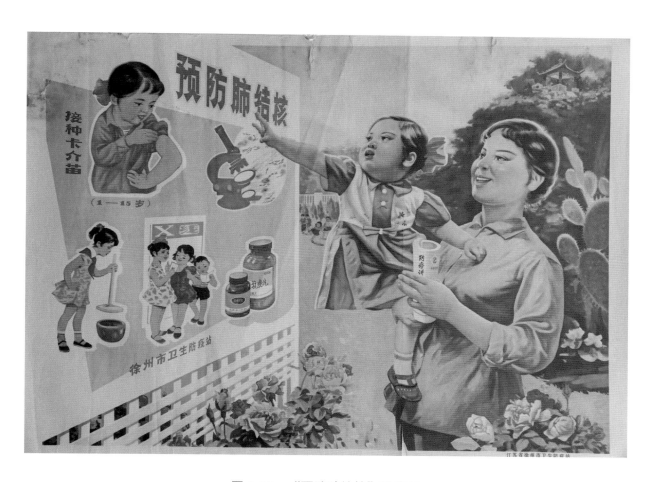

图 1-92 "预防肺结核"宣传画

图 1-92"预防肺结核"宣传画设计尽管简单，但视角比较独特，色彩艳丽。左侧图画内容详尽，一目了然。

时间 20 世纪 60—70 年代
机构 江苏省徐州市卫生防疫站
尺寸 73cm×52cm

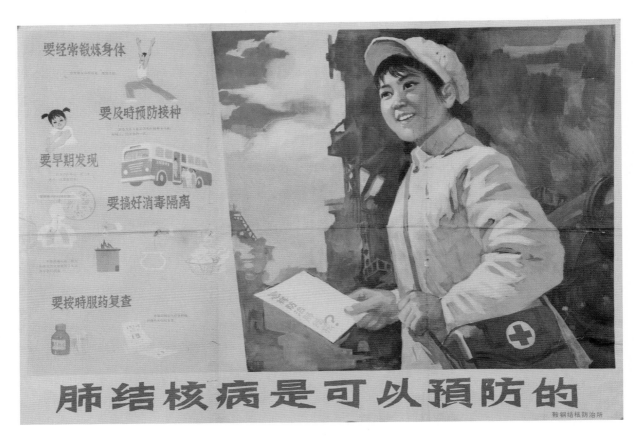

图 1-93   "肺结核病是可以预防的"宣传画

图 1-93 "肺结核病是可以预防的"宣传画，以立体、饱满人物为中心，具有较强的时代特征。发行机构鞍钢结核病防治研究所是企业防痨的主要代表。

时间   20世纪60—70年代
机构   鞍钢结核防治所
尺寸   72cm×53cm

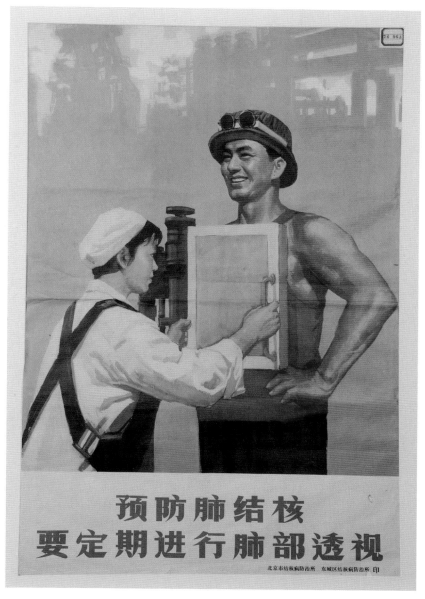

图 1-94　"预防肺结核　要定期进行肺部透视"宣传画

图 1-94"预防肺结核　要定期进行肺部透视"宣传画
设计简单，人物突出，画风硬朗。胸部透视的设备以及工
人形象让人印象深刻。胸部透视经常会出现在那个时代的
宣传画中。

时间　20 世纪 60—70 年代
机构　北京市结核病防治所
　　　东城区结核病防治所
尺寸　52cm×75cm

小知识

胸部透视：胸部透视是 20 世纪 50—70 年代结核病筛查的主要工具。具有方便、
简单等特点，发挥了较大作用。但从现在的角度来看，那时对放射防护做得远远不够。

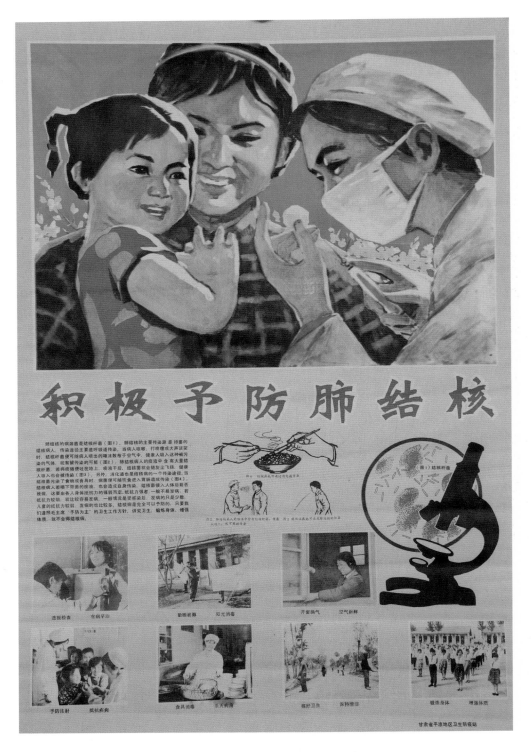

图 1-95 "积极预防肺结核"宣传画

图 1-95 "积极预防肺结核"宣传画采取绘制与照片相结合的形式,时代特征明显。

时间　20 世纪 60—70 年代

机构　甘肃省平凉地区卫生防疫站

尺寸　52cm×75cm

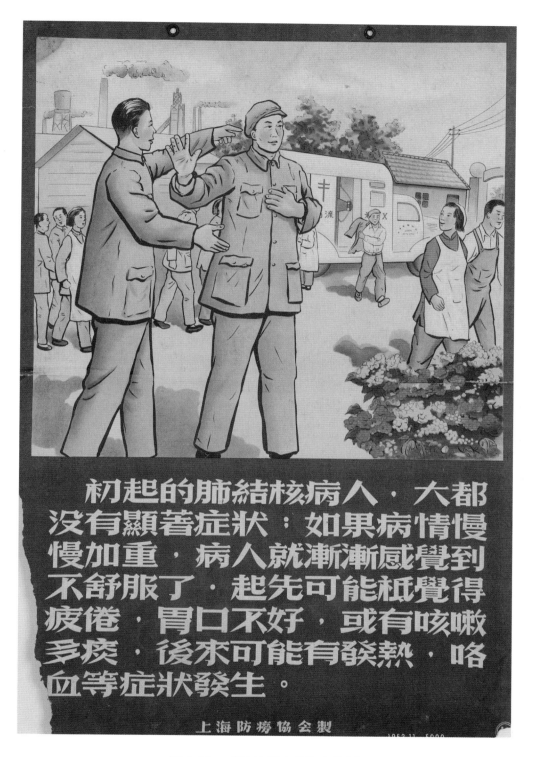

初起的肺結核病人．大都没有顯著症狀：如果病情慢慢加重，病人就漸漸感覺到不舒服了．起先可能祇覺得疲倦，胃口不好，或有咳嗽多痰，後來可能有發熱，咯血等症狀發生。

上海防癆協會製

图 1-96　"结核病症状" 宣传画

图 1-96 "结核病症状" 宣传画主要讲述结核病的有关症状。从人物服饰来看，具有典型的 20 世纪 50 年代初的特征。从内容来看，应该是系列宣传画之一。

时间　20 世纪 50 年代
机构　上海防癆协会
尺寸　38cm×51cm

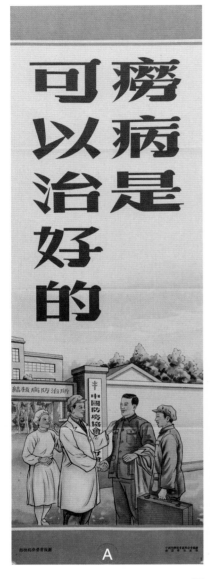

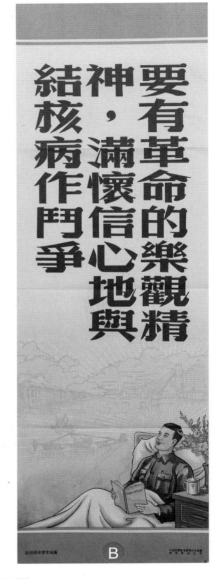

图 1-97　"结核病疗养常识图"宣传组画

（A. 痨病是可以治好的；B. 要有革命的乐观精神，满怀信心地与结核病作斗争；C. 身心愉快能增强身体抵抗力；D. 新鲜空气与阳光能促进身体健康；E. 生活有规律可以恢复健康；F. 适当的营养能增强身体抵抗力；G. 午睡能使精神饱满；H. 休养员与医务员间要团结互爱　安心休养早日治愈；I. 咳嗽或喷嚏要用手帕掩口鼻；J. 不随地吐痰是新中国人民的美德）

图 1-97　20 世纪 50 年代初，中国防痨协会嘉兴分会特地创造出一套 10 张结核病疗养宣传画，命名为"结核病疗养常识图"。名为疗养，实为结核病防治的 10 个方面。宣传画用通俗易懂的文字，加上设计精良的图画，将这 10 个内容表述得清晰、易懂。宣传画历经 70 多年保存完好，非常宝贵。

时间　20 世纪 50 年代
机构　中国防痨协会嘉兴分会
尺寸　25cm×76cm

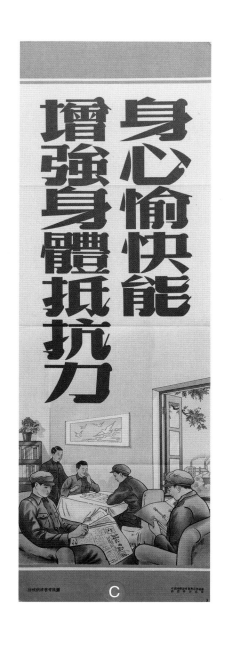

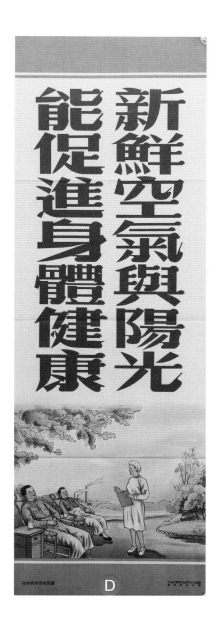

图 1-97（续）

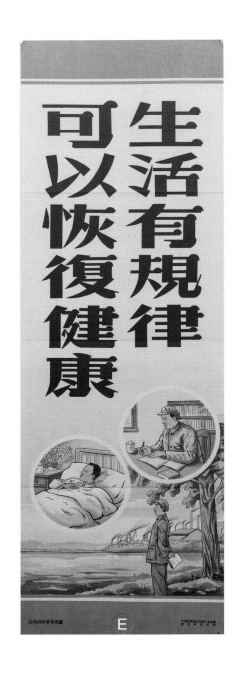

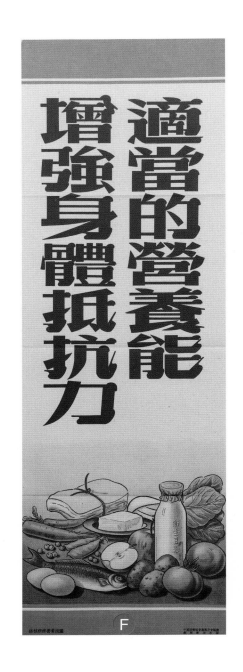

图 1-97（续）

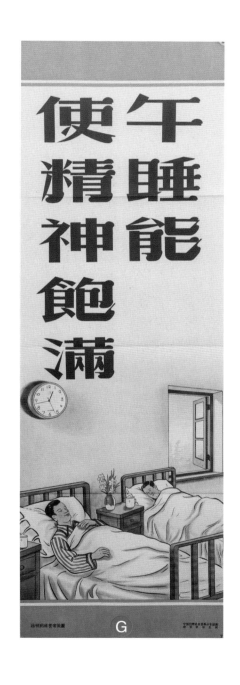

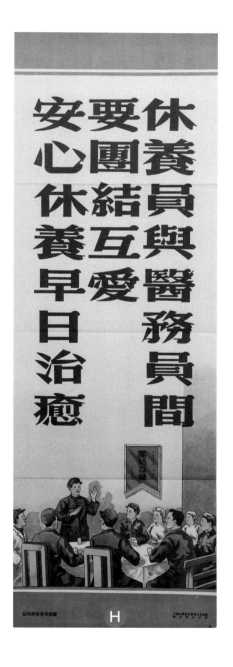

图 1-97（续）

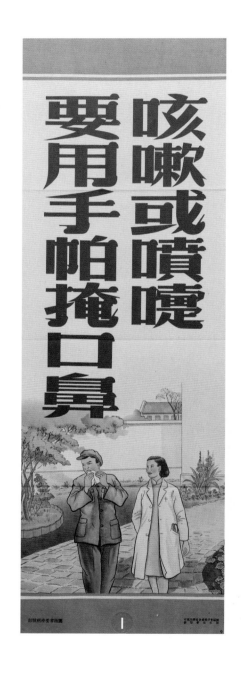

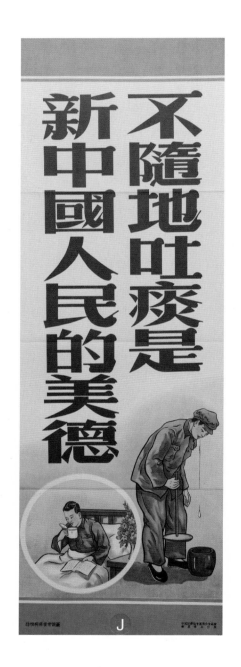

图 1-97（续）

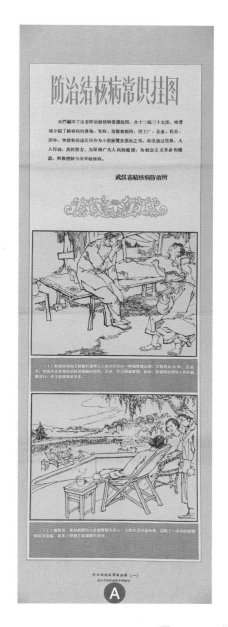

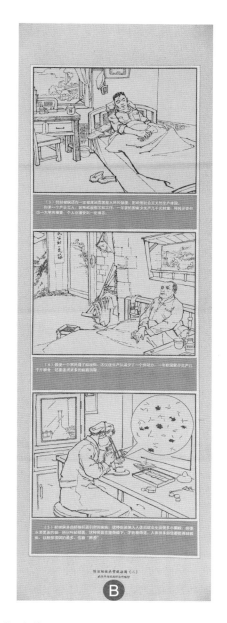

图 1-98 "防治结核病常识挂图" 宣传组画

（A.党和政府重视结核病控制；B.什么是结核病、结核病的危害；C.结核病的传播方式；D.怎样容易传染肺结核；E.提高抵抗力可以预防发病、结核病的症状；F.早诊断、早治疗、科学防控、健康身心；G.结核病患者的疗养和管理方式，以及咯血的处理；H.合理营养、规律生活、定期复查，以及婚育、哺乳注意事项；I.注意个人和环境卫生，增强体质，预防疾病；J.接触患者要戴好口罩，要定期体检、接种卡介苗；K.养成良好卫生习惯，不随地吐痰；L.健康宣传，人人行动）

图 1-98 "防治结核病常识挂图" 由武汉市结核病防治所制作。宣传组画共 12 幅 35 图，整套画内容完整且形象，概要地介绍了结核病的危害、传染途径、症状、治疗、预防、管理等内容。整套宣传画设计的画风、人物形象、生活场景、建筑等各种元素，符合时代风格与审美，达到了实用性与审美性和谐统一。

时间　20 世纪 60—70 年代
机构　武汉市结核病防治所
尺寸　26.7cm×77cm

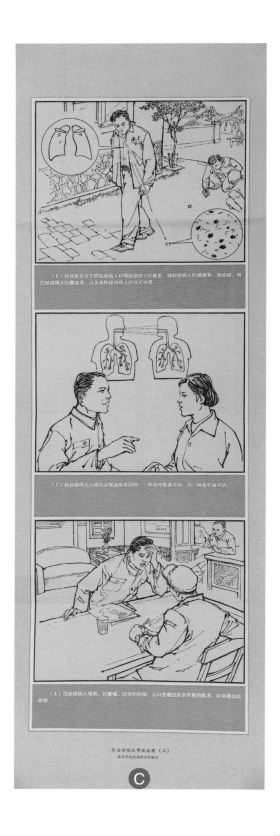

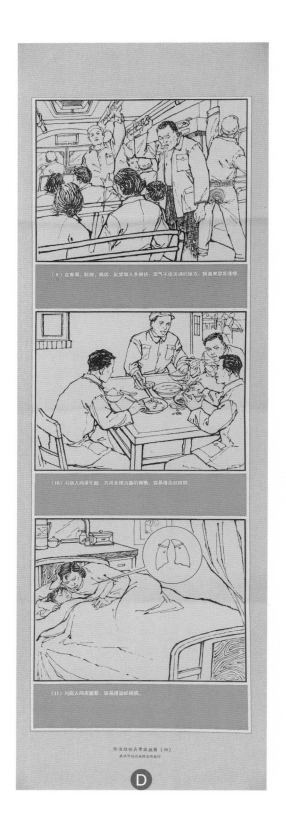

图 1-98（续）

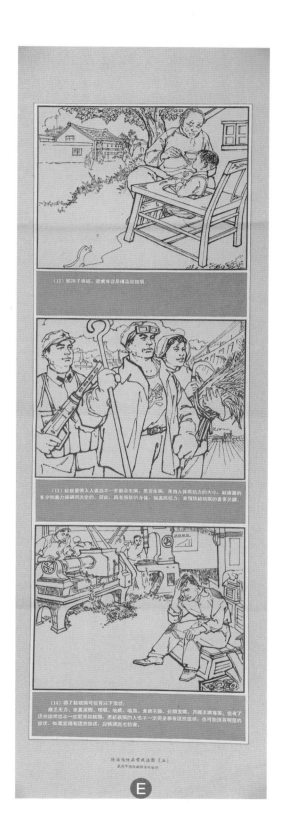

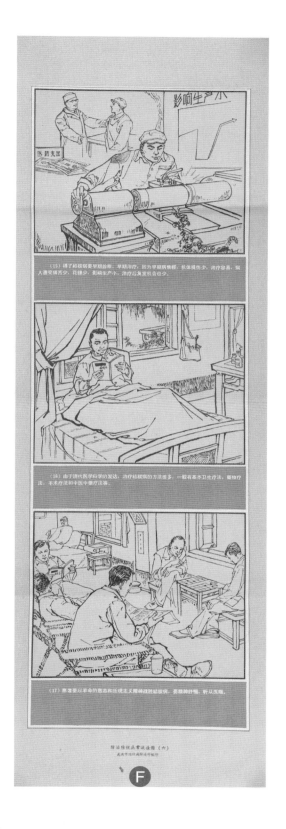

图 1-98（续）

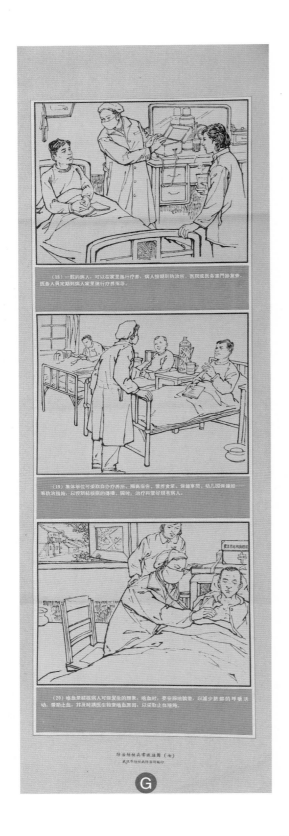

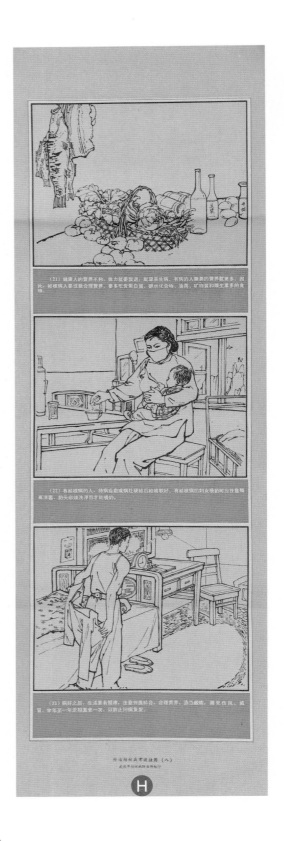

图 1-98（续）

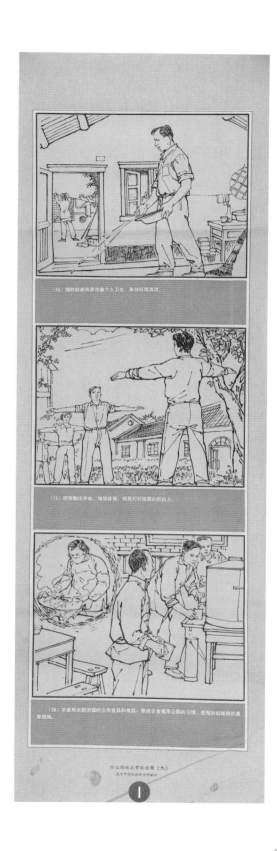

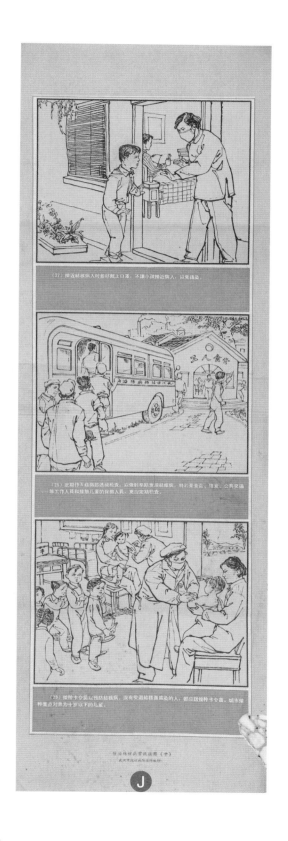

图 1-98（续）

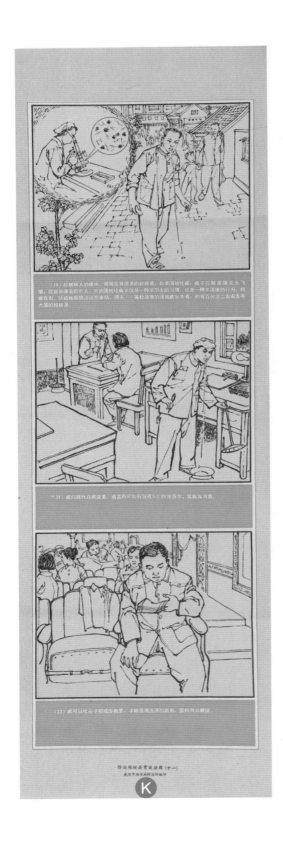

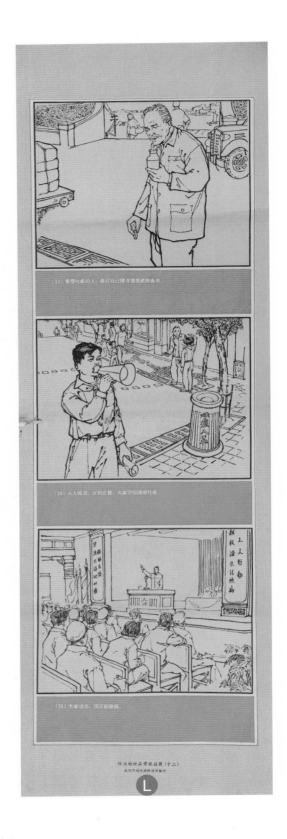

图 1-98（续）

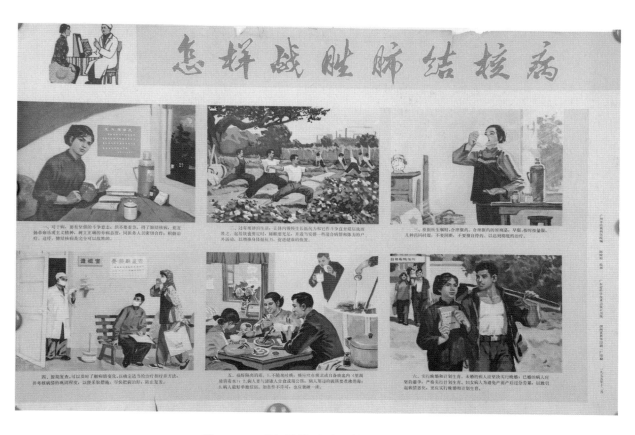

图 1-99 "怎样战胜肺结核病"宣传画

图 1-99"怎样战胜肺结核病"宣传画从 6 个方面告诉大家结核病不可怕，是可以战胜的，图文并茂。

时间 20 世纪 60—70 年代
机构 广州市结核病医院
尺寸 75cm×49cm
绘画 陈树彬

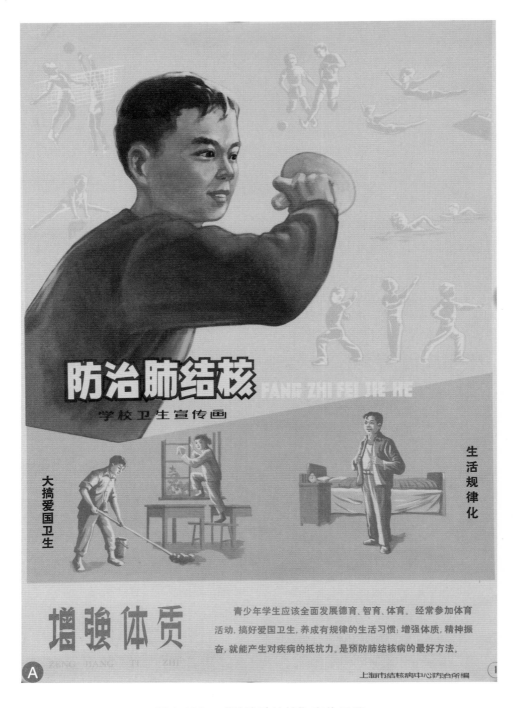

图 1-100　"防治肺结核"宣传组画

（A.增强体质；B.预防接种；C.早期发现；D.避免传染）

图 1-100 "防治肺结核"宣传组画是上海市结核病中心防治所专门为学校设计的结核病防治宣传画，分为增强体质、预防接种、早期发现和避免传染 4 个部分。画中人物形象突出，结实有力，充满时代特征。

时间　20 世纪 60—70 年代
机构　上海市结核病中心防治所
尺寸　36cm×51cm

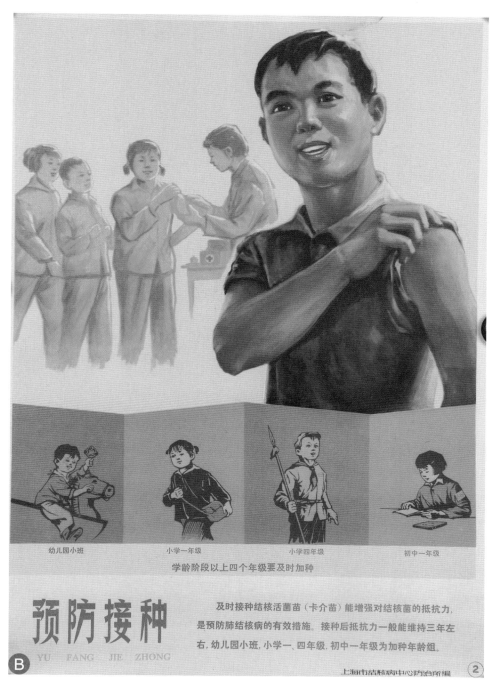

图 1-100（续）

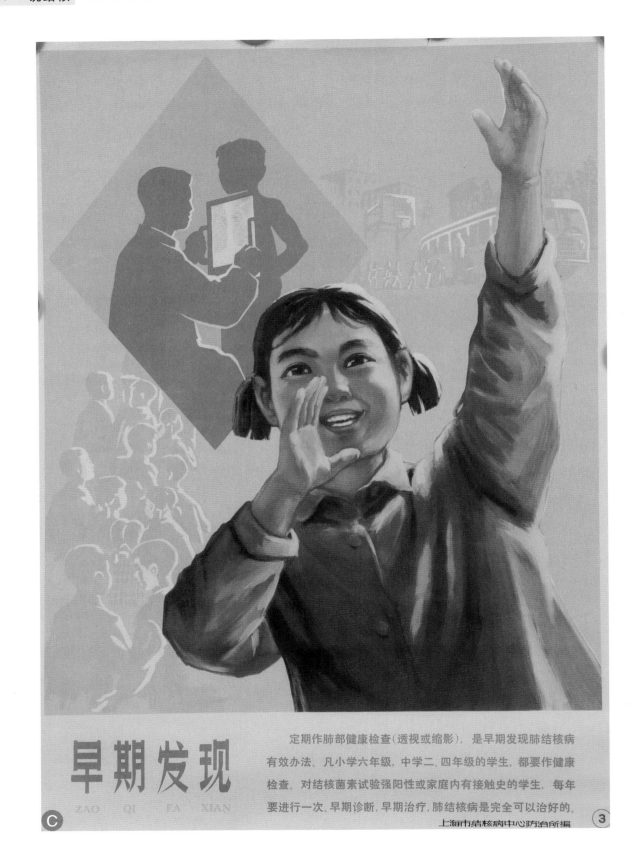

早期发现

ZAO QI FA XIAN

定期作肺部健康检查(透视或缩影),是早期发现肺结核病有效办法。凡小学六年级,中学二、四年级的学生,都要作健康检查。对结核菌素试验强阳性或家庭内有接触史的学生,每年要进行一次。早期诊断,早期治疗,肺结核病是完全可以治好的。

上海市结核病中心防治所编

图 1-100(续)

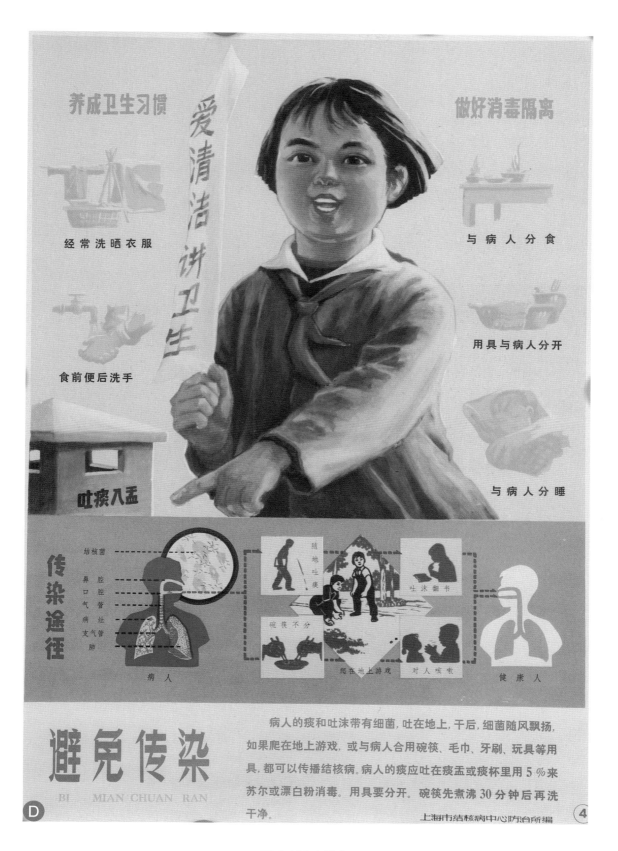

图 1-100（续）

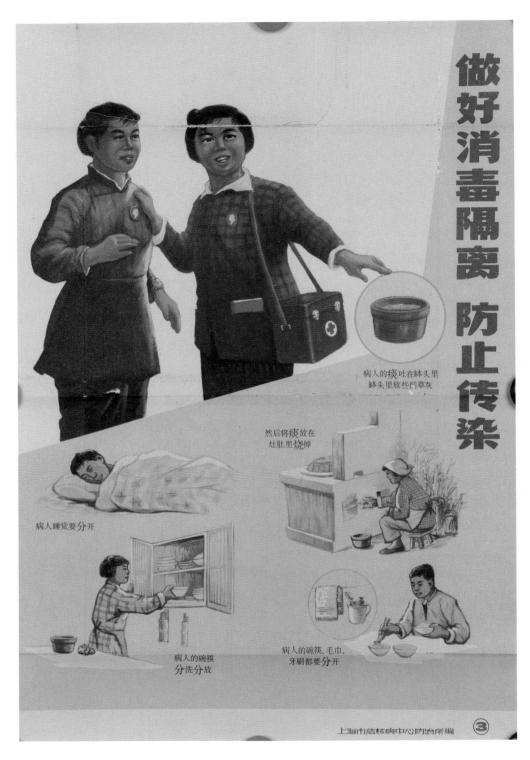

图 1-101 "做好消毒隔离 防止传染"宣传画

图 1-101 "做好消毒隔离 防止传染"宣传画是上海市结核病中心防治所系列宣传画之一。其设计风格与图 1-100 类似。

时间 20 世纪 60—70 年代
机构 上海市结核病中心防治所
尺寸 36cm×51cm

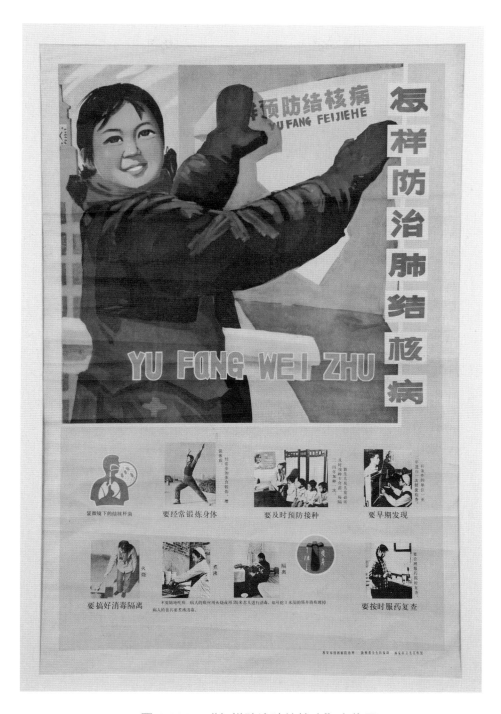

图 1-102　"怎样防治肺结核病"宣传画

图 1-102"怎样防治肺结核病"宣传画中，一名女医生占据全部画面的一半以上，加上数个小的图画，构成整个宣传画的主要结构。具有典型的时代特征。

时间	20 世纪 60—70 年代
机构	西安市结核病防治所
	陕西省卫生防疫站
	西安市卫生宣传馆
尺寸	52cm×75cm

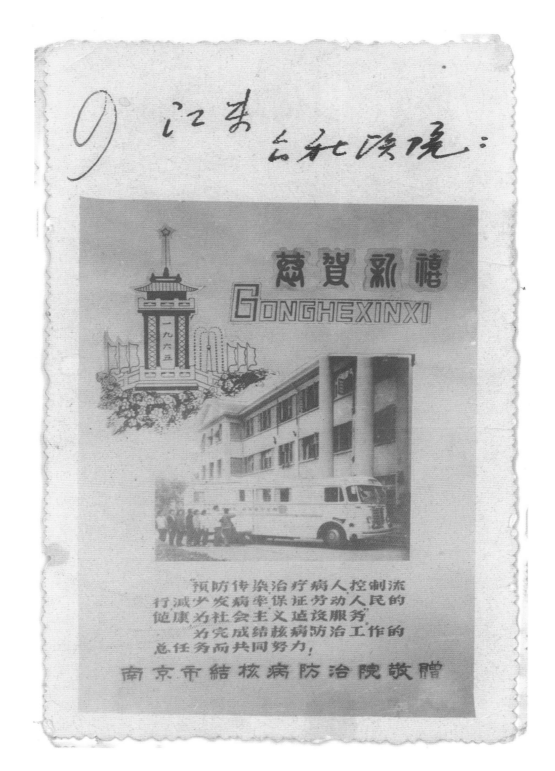

图 1-103　"恭贺新禧"的贺年卡

　　图 1-103 "恭贺新禧"的贺年卡是 20 世纪 60 年代由南京市结核病防治院印制的宣传资料。上半部分为医院的建筑，下半部分为宣传文字。

时间　20 世纪 60 年代
机构　南京市结核病防治院

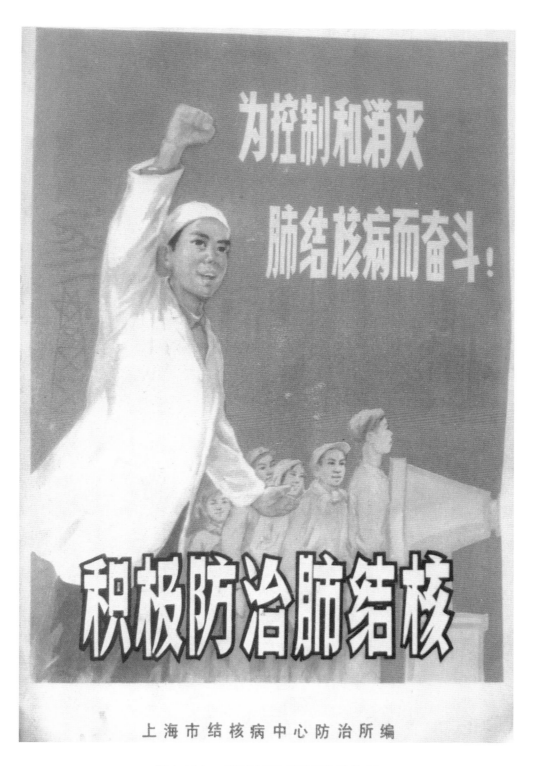

图 1-104　"积极防治肺结核"宣传画

图 1-104 "积极防治肺结核"宣传画简洁、明了，极富感染力，具有鲜明的时代特征。提醒我们不要忘了初心。

时间　20 世纪 60 年代

机构　上海市结核病中心防治所

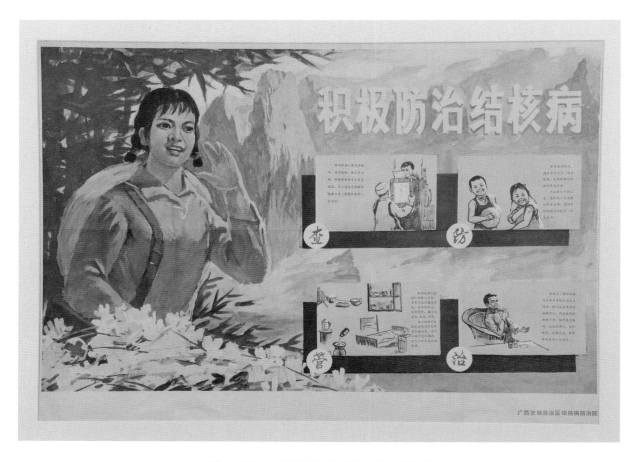

图 1-105 "积极防治结核病"宣传画

图 1-105"积极防治结核病"宣传画将结核病防治工作概括为"查、防、管、治",今天仍有借鉴意义。

时间　20 世纪 70 年代

机构　广西壮族自治区结核病防治院

尺寸　77cm×54cm

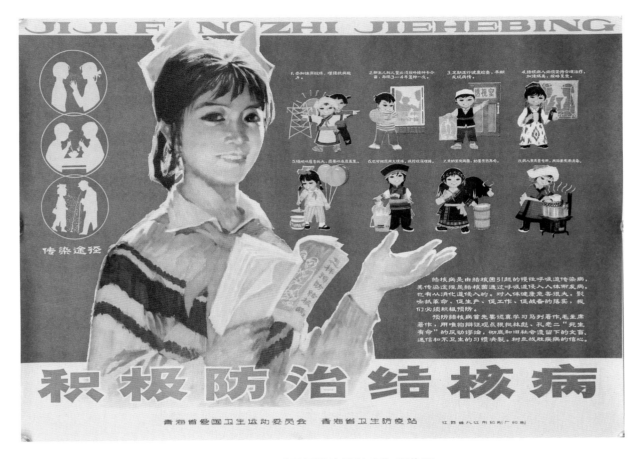

图 1-106 "积极防治结核病"宣传画

图 1-106 "积极防治结核病"宣传画采用当地学生生动、可爱的形象，结合当地人的日常生活场景，向当地群众深入宣传结核病的防治知识，使其能进一步了解结核病的危害以及预防措施，以提高结核病防治的意识和自我预防能力。

时间 20 世纪 70—80 年代
机构 青海省爱国卫生运动委员会
　　　青海省卫生防疫站
尺寸 54cm×39cm

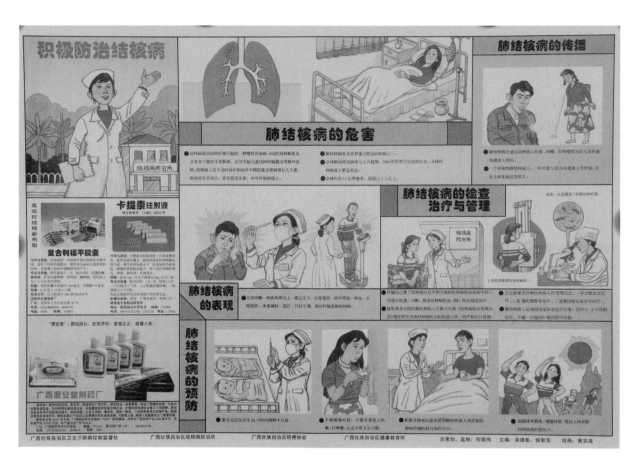

图 1-107 "积极防治结核病"宣传画

图 1-107"积极防治结核病"宣传画全面介绍
结核病危害、传播、诊断、治疗到预防,内容全面。
画左侧可以看到药品广告。

时间 20 世纪 80 年代
机构 广西壮族自治区结核病防治所
广西壮族自治区防痨协会
广西壮族自治区健康教育所
尺寸 52cm×37cm

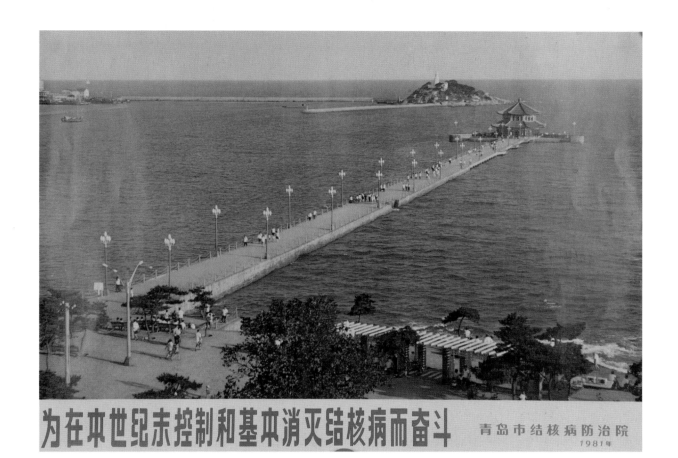

图 1-108 "为在本世纪末控制和基本消灭结核病而奋斗"宣传画

图 1-108 "为在本世纪末控制和基本消灭结核病而奋斗"宣传画看似是一张青岛栈桥的风景照，但图案下面的文字令我们想起当年曾经的奋斗目标。进入新的世纪 20 年了，我们的目标依然艰巨。

时间　1981 年
机构　青岛市结核病防治院
尺寸　51cm×36cm

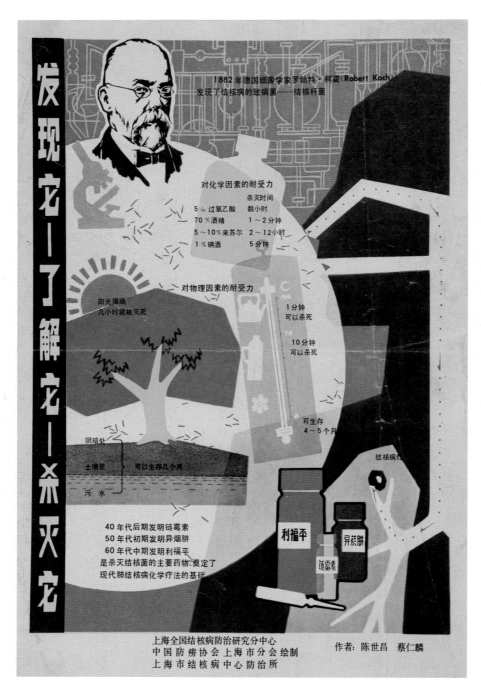

图 1-109 "发现它 了解它 杀死它"宣传画

图 1-109"发现它 了解它 杀死它"宣传画
将结核菌的发现者、细菌特点、治疗药物描述得
清清楚楚，显示设计作者深厚的专业基础。

时间　20 世纪 80—90 年代
机构　上海全国结核病防治研究分中心
　　　中国防痨协会上海市分会
　　　上海市结核病中心防治所
尺寸　19cm×26.5cm
绘画　陈世昌　蔡仁麟

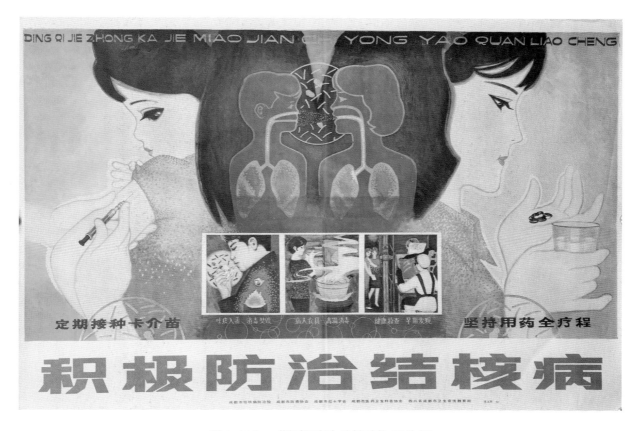

图 1-110　"积极防治结核病"宣传画

　　图 1-110"积极防治结核病"宣传画介绍了结核病防治的主要措施，包括定期接种卡介苗、吐痰入盂、消毒焚毁、患者食具高温消毒、健康检查、早期发现、坚持用药全疗程。

时间	20 世纪 80—90 年代
机构	成都市结核病防治院
	成都市防痨协会
	成都市红十字会
	成都市医药卫生科普协会
	四川省成都市卫生宣传教育所
尺寸	77cm×50cm
绘画	李玉群

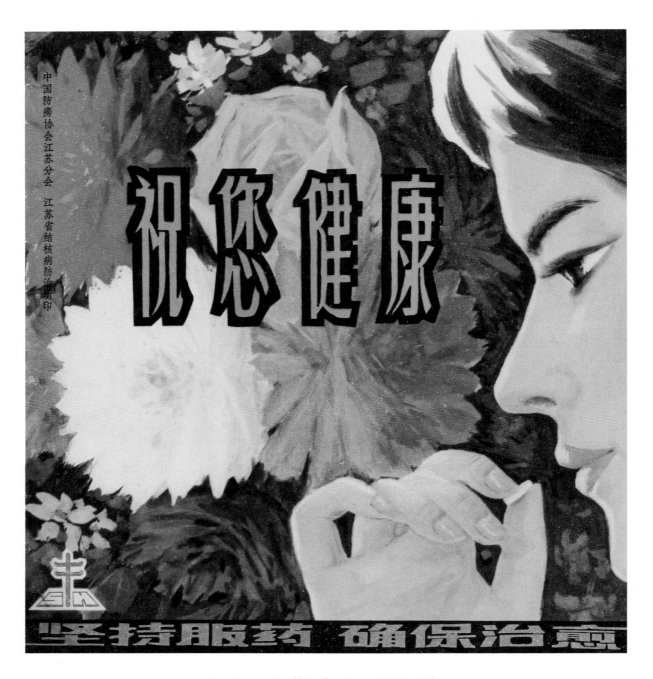

中国防痨协会江苏分会 江苏省结核病防治所印

祝您健康

坚持服药 确保治愈

图 1-111 "坚持服药 确保治愈"宣传画

　　图 1-111 "坚持服药 确保治愈"是一幅专门宣传服药的宣传画。患者正拿着药物欲口服。整个画面色泽鲜艳，简单通俗。

时间　20 世纪 90 年代
机构　中国防痨协会江苏分会
　　　江苏省结核病防治所

第二章

问答之间，了解结核——结核病防治宣传折页

怎样才能更清晰地传达结核病防治常识？如何才能让老百姓看得懂、想得清？印有科普小常识的宣传折页在那时发挥了强大的作用。虽然很小，但通俗的语言，生动的图画，以及最基础的防治常识，让这种形式简单、携带方便、老少皆宜的宣传折页成了防治结核病重要宣传形式之一。

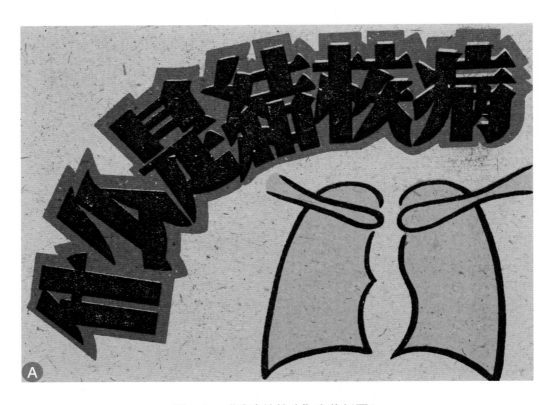

图 2-1 "防治结核病" 宣传折页

（A. 什么是结核病；B. 结核杆菌；C. 结核菌是什么；D. 得了结核病有哪一些现象？ E. 肺结核病一定要住院治疗吗？ F. 在什么情况下需拍 X 线照片；G. 早期诊断早期治疗有什么好处？ H. 怎样休养？ I. 怎样注意营养）

图 2-1 "防治结核病" 宣传折页一套 9 张画，正面是图，背面是文字，图文并茂，内容丰富。是难得的防治结核病宣传材料。

时间　20 世纪 50—60 年代
机构　柳州市结核病防治院
尺寸　13cm×9.4cm

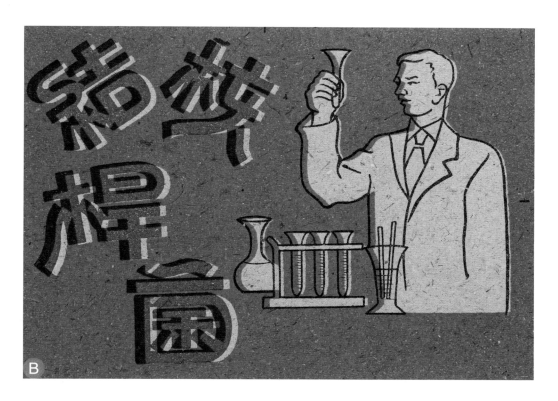

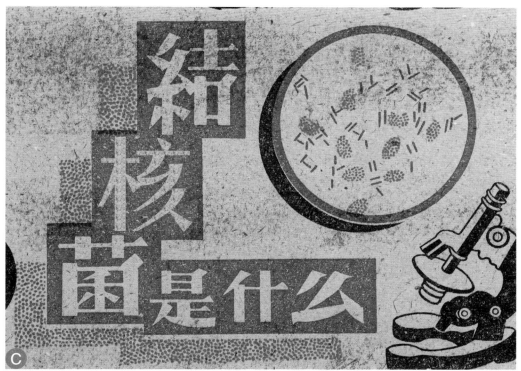

图 2-1（续）

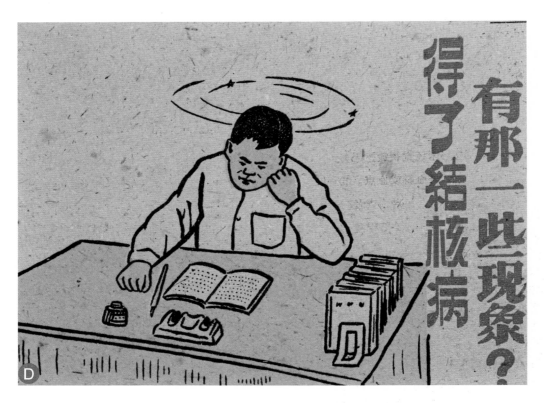

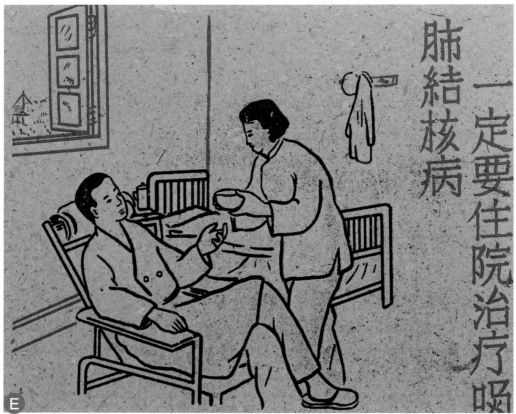

图 2-1（续）

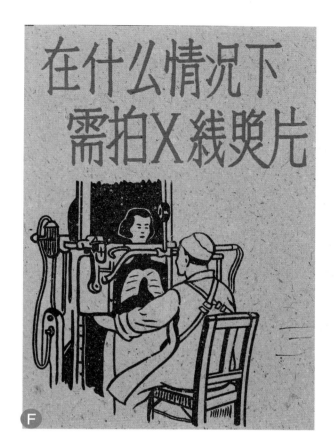

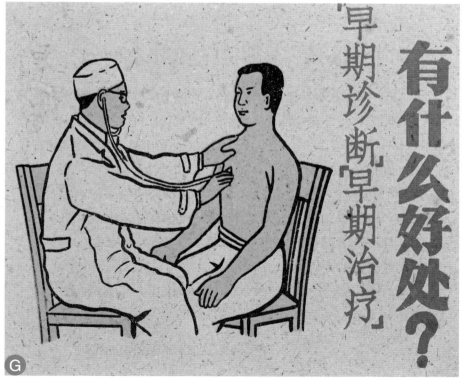

图 2-1（续）

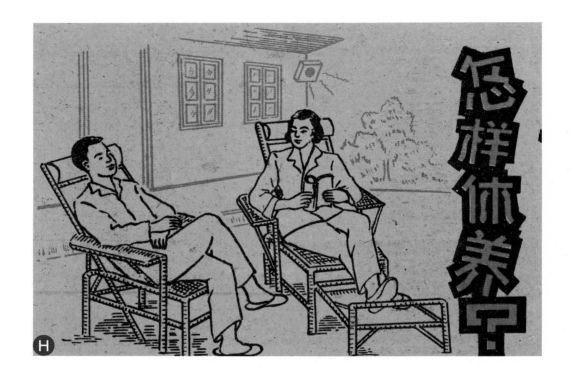

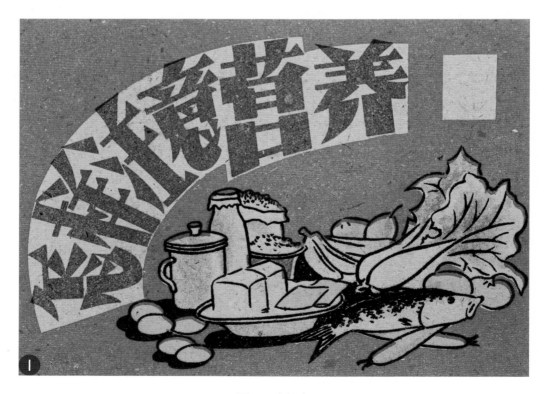

图 2-1（续）

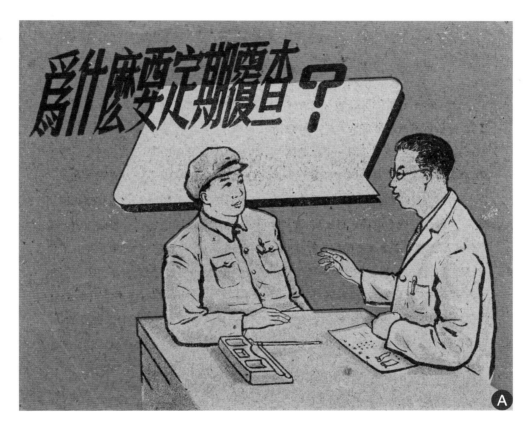

图 2-2　"防治结核病"宣传折页

（A.为什么要定期复查？ B.为什么结核病人家属要进行肺部健康检查？ C.肺结核病一定要住院治疗吗？
D.怎样合理使用结核病的药物？ E.怎样消毒）

图 2-2"防治结核病"系列宣传折页共 5 幅。正面是
图画，背面是结核病相关知识。图文并茂，浅显易懂。

时间　20 世纪 50 年代

机构　上海市结核病中心防治所
　　　上海防痨协会

尺寸　13cm×10.5cm

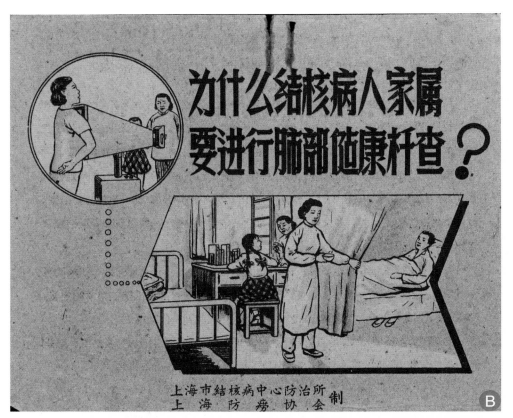

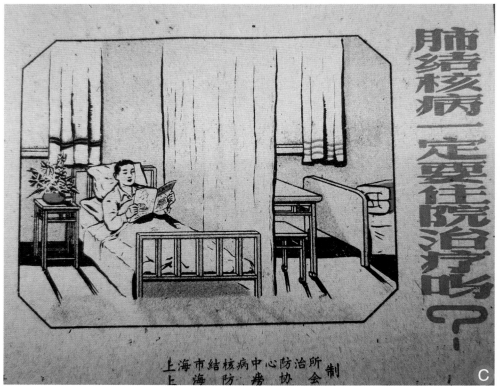

图2-2（续）

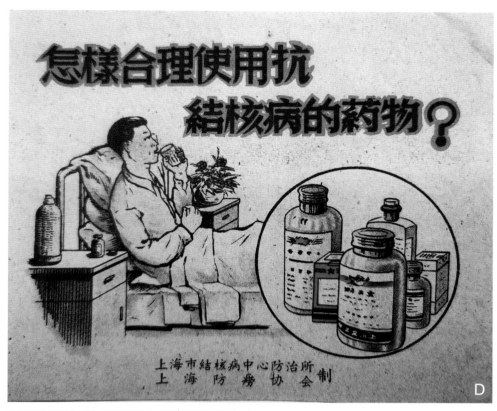

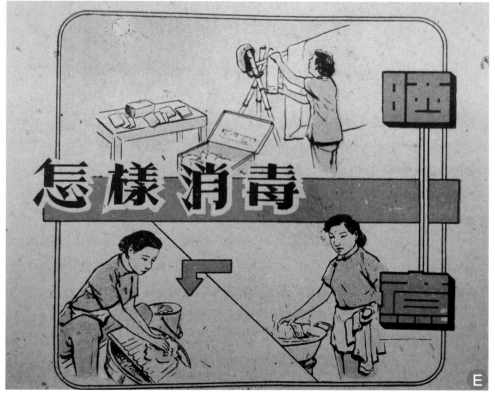

图 2-2（续）

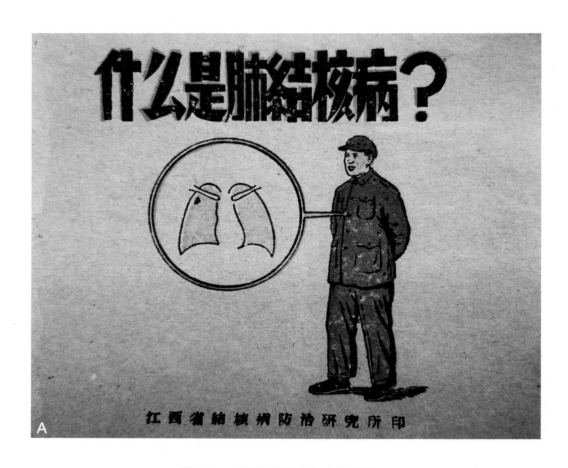

图 2-3 "防治结核病"宣传折页

（A. 什么是肺结核病；B. 为什么不要随地吐痰；C. 在家疗养怎样隔离消毒）

图 2-3 宣传折页 3 幅。用朴素的构图和色彩宣传什么
是肺结核以及肺结核的传播途径，宣传良好的卫生习惯。

时间 20 世纪 50 年代
机构 江西省结核病防治研究所
尺寸 13cm × 10.5cm

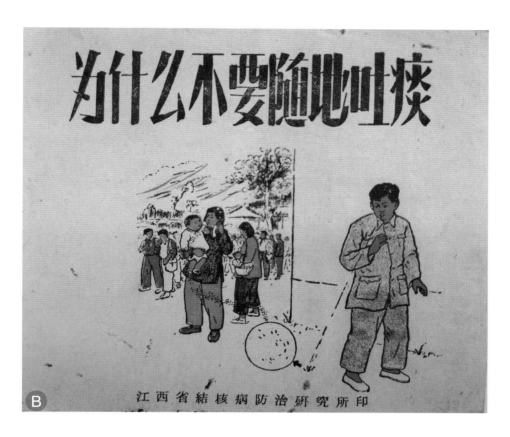

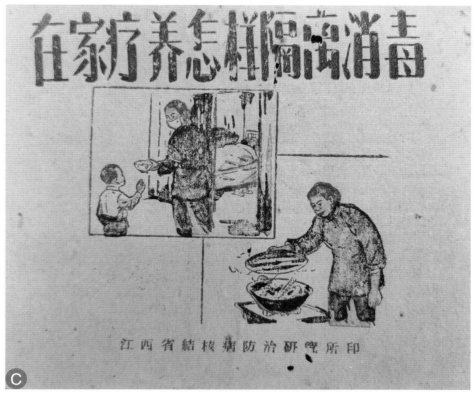

图 2-3（续）

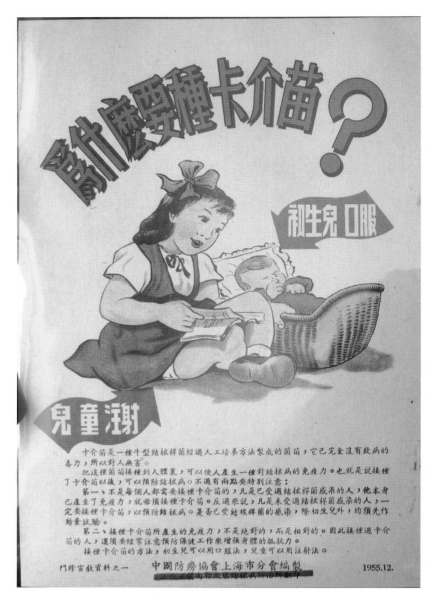

图 2-4　"结核病门诊宣传资料"宣传折页

（A.为什么要种卡介苗？　B.为什么要做荧光透视？　C.为什么要做肺部 X 线健康检查？　D.为什么要拍大片？　E.为什么要验痰？　F.为什么要验血？　G.怎样休息？　H.怎样合理使用抗结核病的药物？　I.怎样隔离？　J.怎样消毒？　K.为什么结核病患者的家属要进行肺部健康检查？　L.为什么要定期复查？　M.怎样预防复发？）

图 2-4"结核病门诊宣传资料"宣传折页是由上海防痨协会编写，共 10 余幅宣传画。该组宣传画以问答的形式，告诉大家有关结核病的基本信息，如为何要接种卡介苗，为什么要复查等知识。内容全面，图文并茂，浅显易懂。被多地采用并大量印制，成为当时宣传资料中的佳品。

时间　1955 年 12 月
机构　中国防痨协会上海市分会
尺寸　13cm×18.5cm

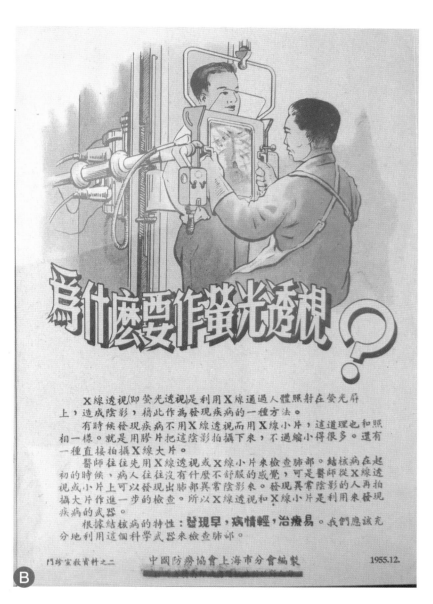

图 2-4（续）

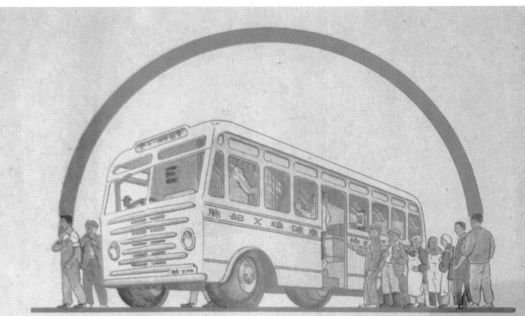

爲什麼要做肺部X線健康檢查

肺結核病是一種慢性的傳染病。在初起病時往往沒有顯著的症狀，也可能簡直沒有什麼不舒服的感覺，在這個時候能夠及時發現，作適當的處理，是可以很快治癒的。等到身體逐漸感覺到不舒服，病情一天天加重起來，纔去就醫診治，往往病情已經到了相當重的階段，治療起來就要多費錢多費時間了。

由於肺結核病有這樣的特性，所以防癆實在重於治癆。防癆的主要方法是：(1)經常注意衛生，鍛鍊體格，過有規律的生活來增強身體的抵抗力；(2)防止傳染，隔離病人；(3)在條件許可下進行定期的肺部健康檢查，通過定期的肺部健康檢查就能及時發現輕微的病灶，加以及時的治療，就能很快地恢復健康。隨着社會主義建設的發展，防癆的力量必將大大加強，有病的人必將全被發現，加以治療，羣衆中也就不會有未發現的患結核病的病人，沒有傳染的根源，大家的健康就有了保障。

門診宣教資料之三　　　　中國防癆協會上海市分會編製　　　　1955.12.

图 2-4（续）

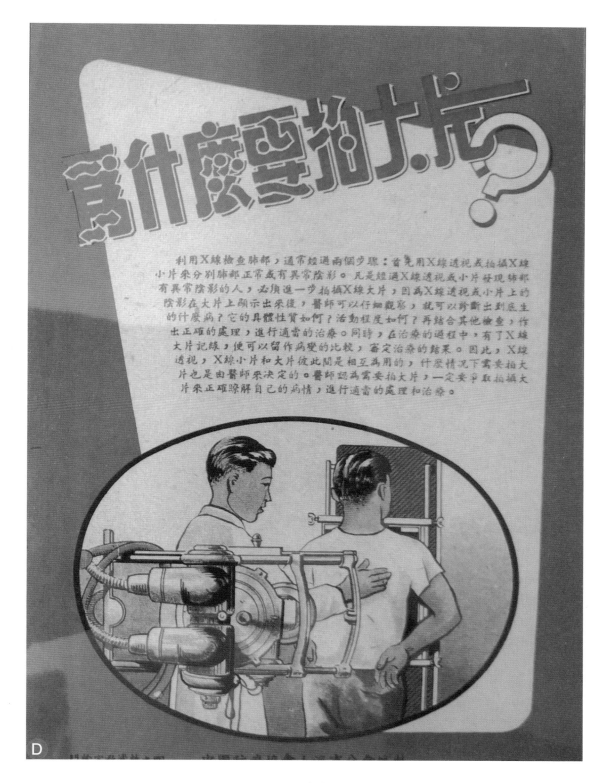

图 2-4（续）

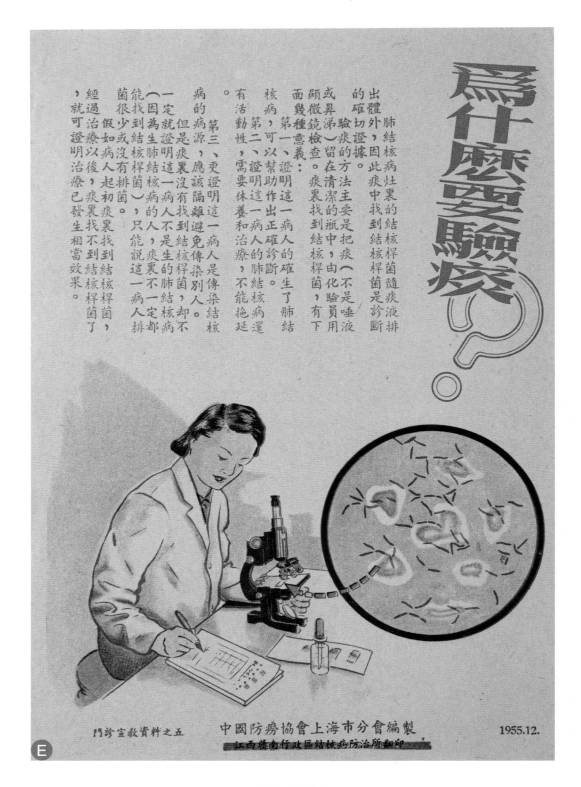

图 2-4（续）

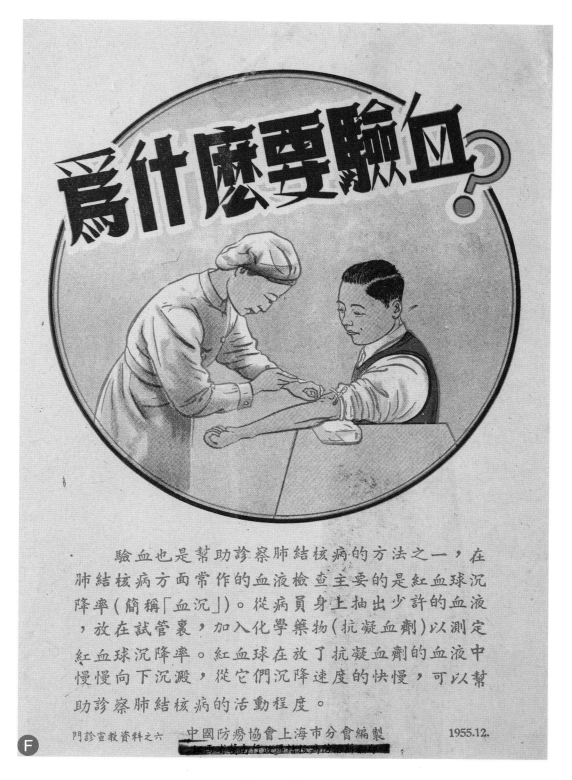

图 2-4（续）

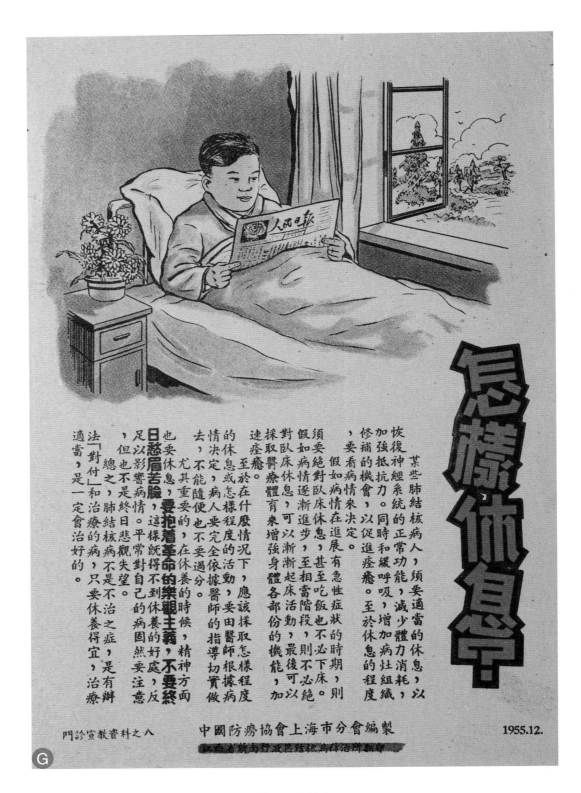

怎樣休息？

某些肺結核病人，須要適當的休息，以恢復神經系統的正常功能，減少體力消耗，加強抵抗力。同時和緩呼吸，增加病灶組織，修補的機會，以促進痊癒。至於休息的程度，要看病情來決定。

假如病情在進展有急性症狀的時期，則須要絕對臥床休息，甚至吃飯也不必下床，則不必絕。則假如病情逐漸進步，至相當階段，最後可以漸漸起床活動，加以絕。增強身體各部份的機能，

對臥床醫療體育，來採取醫療體育，速痊癒至於在什麼情況下，應該採取怎樣程度的活動，要由醫師根據病情去決定，病人要完全依據醫師的指導切實做的休息，或怎樣程度

也要休息。這樣既得不到休養的好處，反而尤其重要的，在休養的時候，精神方面去，不能隨便也不要過分。要抱着革命的樂觀主義，不要終日愁眉苦臉，足以影響病情，但也不是終日悲觀失望。

法「對付」和治療的，肺結核的病，不是不治之症，是有辦總之，適當，是一定會治好的。只要休養得宜，治療

門診宣教資料之八　　中國防癆協會上海市分會編製　　1955.12.

江西省贛南行政區結核病防治所翻印

Ⓖ

图 2-4（续）

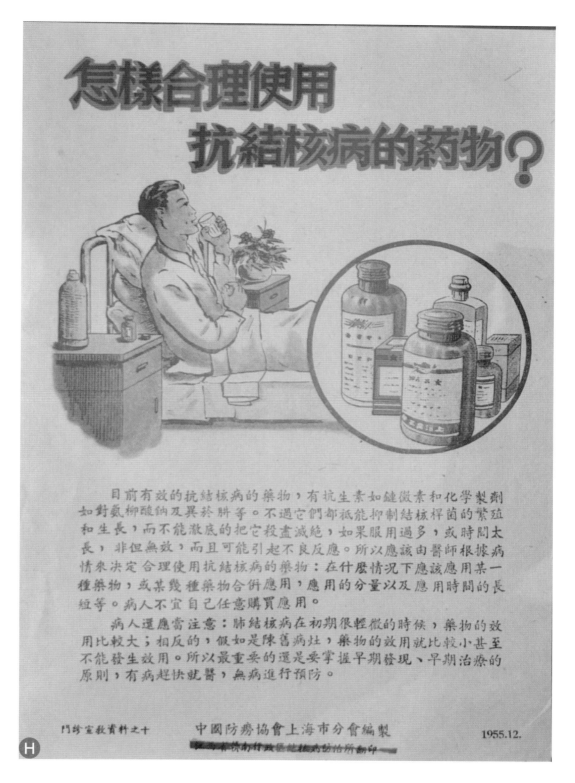

图 2-4（续）

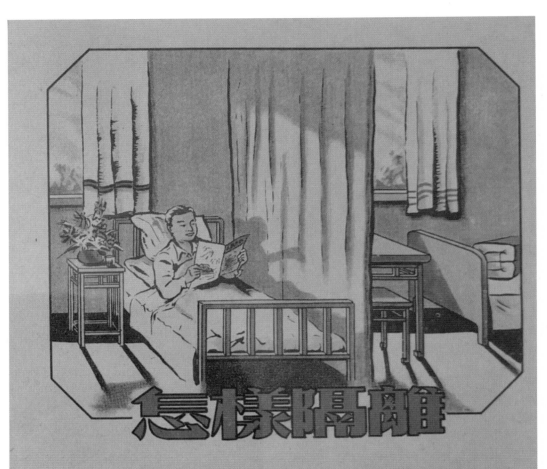

预防肺结核病的传染，应注意隔离。病人在家裏療養最好獨睡一室，有專用的食具，手帕，毛巾、牙刷與敝碍等，這些用具都和家人的用具分開保管和洗滌。

家人護理病人時要在衣服外面罩上一件較寬大的衣服，護理完畢先用肥皂洗淨雙手，脫下外面衣服并掛好，再去照顧其他家務事項。假如醫師許可病人下床活動，一般小事情最好由病人自己料理。

如果家庭環境不能讓病人獨睡一室，可用布幕將他的床與其他的床隔開，兩床間的距離最好要有六尺。家裏的小孩，要避免進入病人的臥室或接近病人。

注意隔離和消毒，同居的人就可能不受傳染。

如果病人經過療養，病已痊愈便可以不必隔離了。

門診宣教資料之十一　　中國防癆協會上海市分會編製　　1955.12.

图 2-4（续）

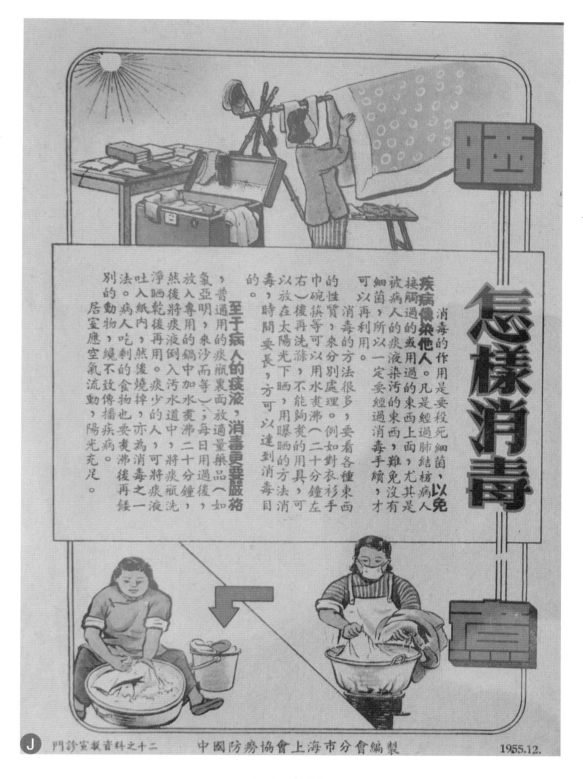

图 2-4（续）

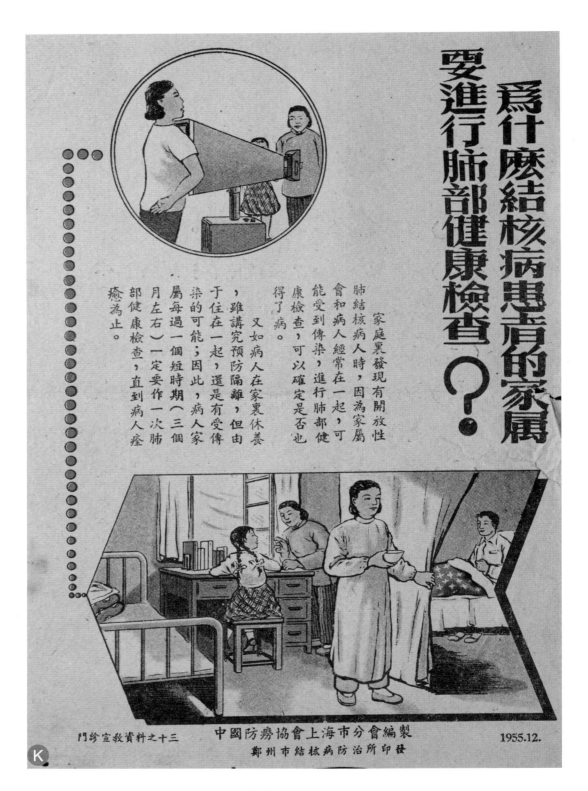

為什麼結核病患者的家屬要進行肺部健康檢查？

家庭裏發現有開放性肺結核病人時，因為家屬會和病人經常在一起，可能受到傳染，進行肺部健康檢查，可以確定是否也得了病。

又如病人在家裏休養，雖講究預防隔離，但由于住在一起，還是有受傳染的可能；因此，病人家屬每過一個短時期（三個月左右）一定要作一次肺部健康檢查，直到病人痊癒為止。

門診宣教資料之十三

中國防癆協會上海市分會編製
鄭州市結核病防治所印發

1955.12.

图 2-4（续）

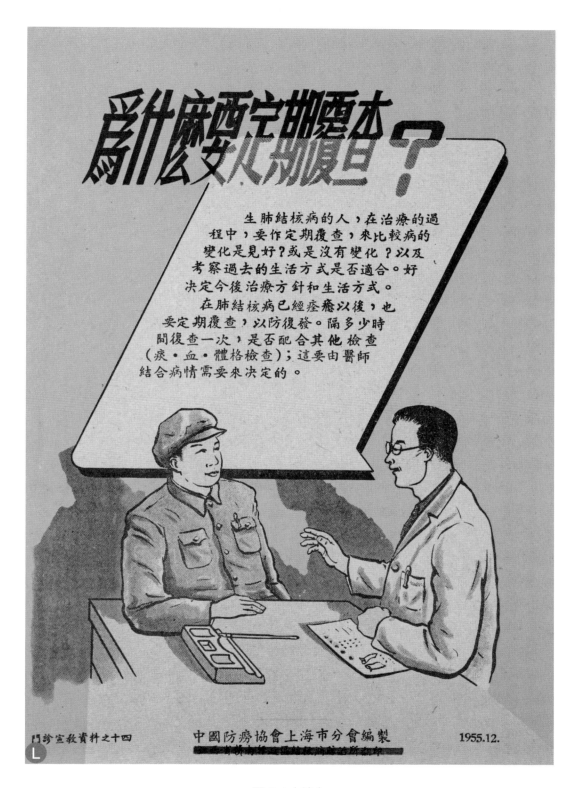

图 2-4（续）

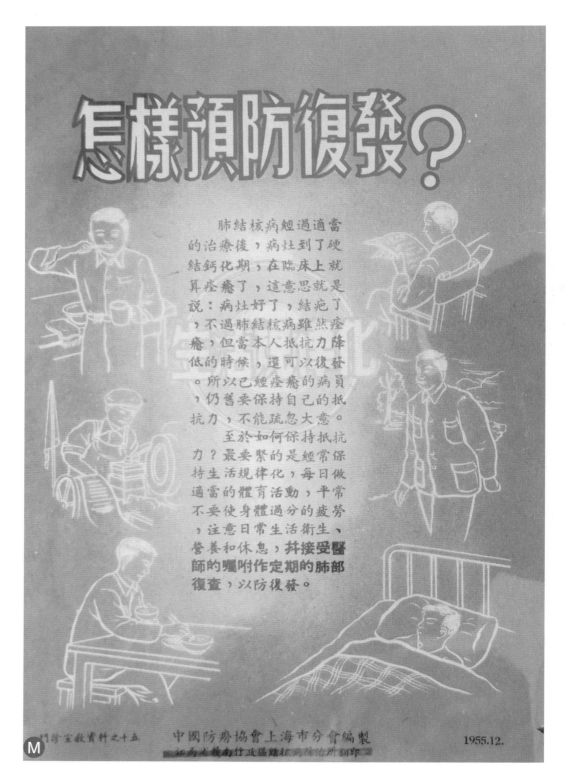

图 2-4（续）

第三章

关注公众健康——防治结核宣传标语

　　宣传标语是过去相当长一段时期内的一大特色。走在大街小巷里，到处可见各种样式的宣传标语。结核病防治方面也不例外，一个个通俗易懂、朗朗上口的标语，再配上生动的图片，宣传标语成为当时非常重要且经常被采用、面向公众传递结核病防治信息的方式。

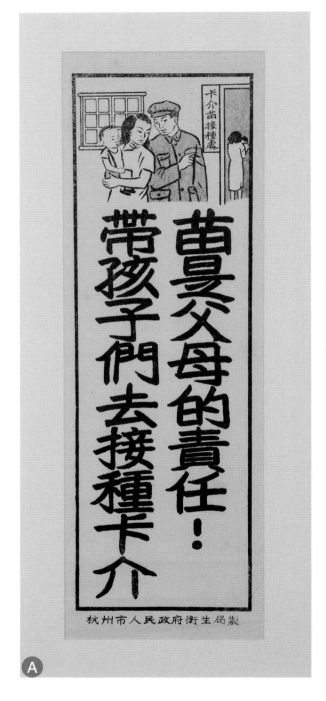
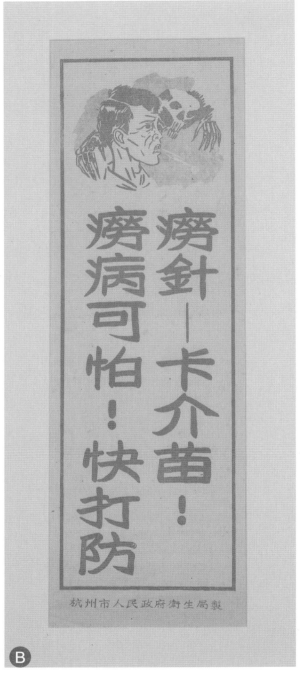

图 3-1　杭州市人民政府卫生局宣传标语组

（A.带孩子们去接种卡介苗是父母的责任！ B.痨病可怕！快打防痨针——卡介苗！ C.治痨不如防痨，
防痨要种卡介苗！ D.儿童要防痨　快种卡介苗！ ）

时间　20 世纪 50 年代
机构　杭州市人民政府卫生局
尺寸　19cm×53cm

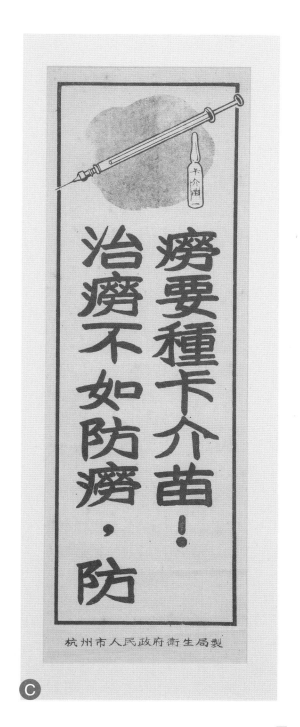

C

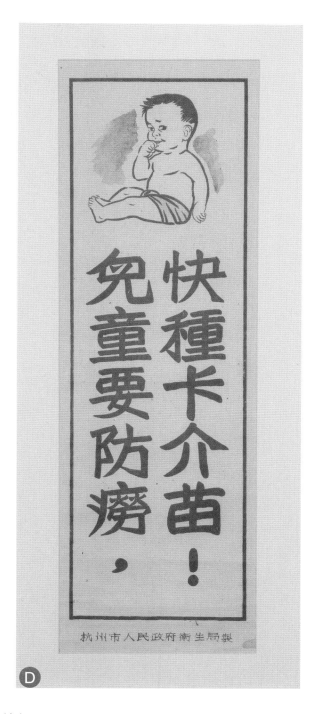

D

图 3-1（续）

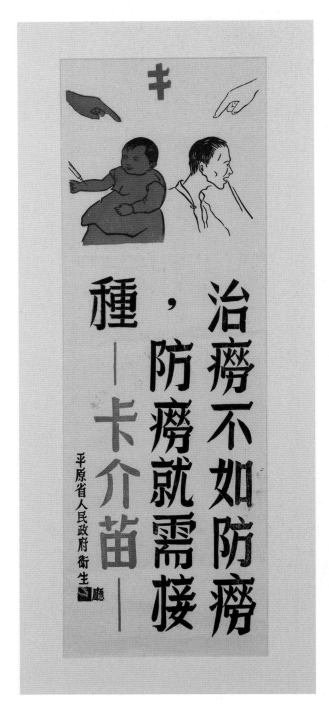

图 3-2　平原省人民政府卫生厅宣传标语

时间　20 世纪 50 年代
机构　平原省人民政府卫生厅
尺寸　19.5cm×54cm

小知识

平原省：中华人民共和国成立后，设立平原省，省会新乡市，由中央直接领导。辖新乡、安阳、湖西、菏泽、聊城、濮阳6专区，新乡市、安阳市2地级市，共56县、1矿区、5镇。1952年11月，平原省撤销，将新乡专区、安阳专区、濮阳专区、新乡市、安阳市划归河南省；菏泽专区、聊城专区、湖西专区划归山东省。

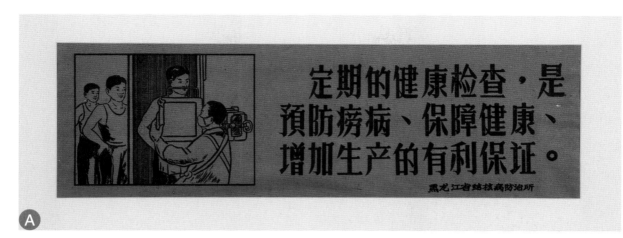

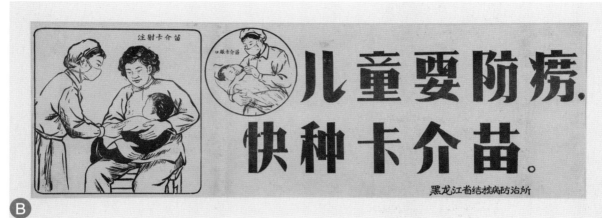

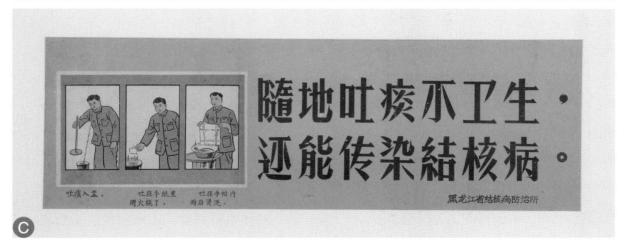

图 3-3　黑龙江省结核病防治所宣传标语组

（A. 定期的健康检查是预防痨病、保障健康、增加生产的有利保证；B. 儿童要防痨，快种卡介苗；C. 随地吐痰不卫生，还能传染结核病）

时间　20 世纪 50—60 年代
机构　黑龙江省结核病防治所
尺寸　52.5cm×19cm

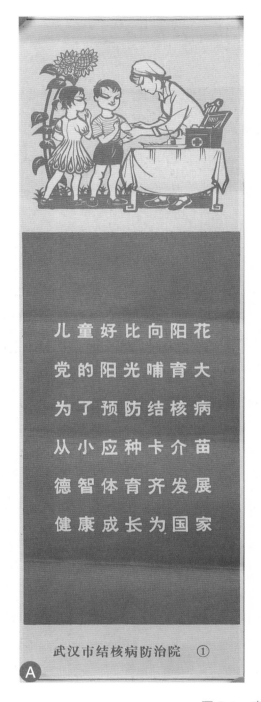

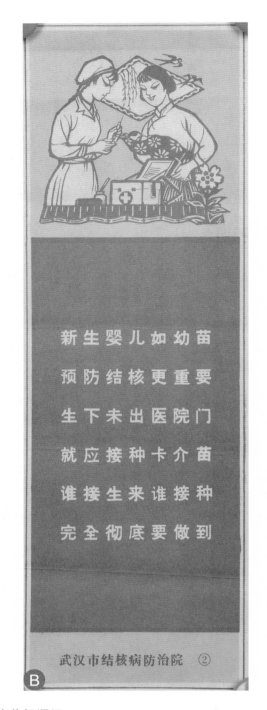

图 3-4　武汉市结核病防治院宣传标语组

（A.倡导预防接种卡介苗儿歌；B.新生儿接种卡介苗宣传儿歌；C.卡介苗复种宣传儿歌；D.卡介苗接种注意事项儿歌；E.卡介苗疤痕介绍宣传儿歌；F.结核菌素强阳性处理原则宣传儿歌）

时间　20 世纪 60 年代

机构　武汉市结核病防治院

尺寸　17cm×50cm

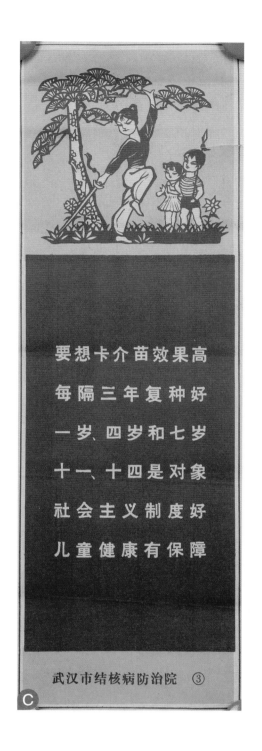

要想卡介苗效果高
每隔三年复种好
一岁、四岁和七岁
十一、十四是对象
社会主义制度好
儿童健康有保障

武汉市结核病防治院　③

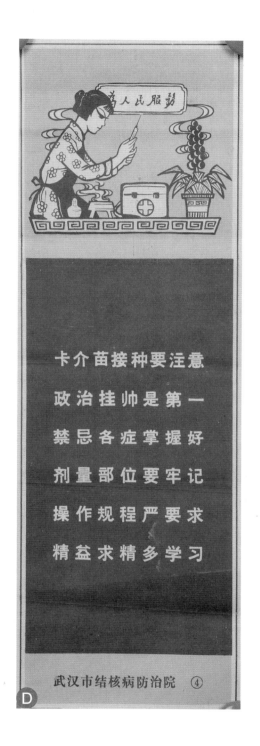

卡介苗接种要注意
政治挂帅是第一
禁忌各症掌握好
剂量部位要牢记
操作规程严要求
精益求精多学习

武汉市结核病防治院　④

图 3-4（续）

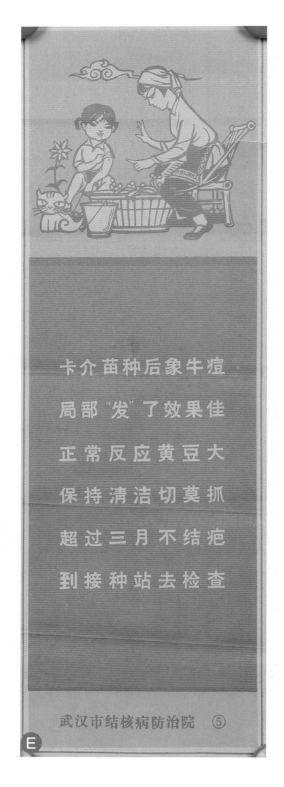

卡介苗种后象牛痘
局部"发"了效果佳
正常反应黄豆大
保持清洁切莫抓
超过三月不结疤
到接种站去检查

武汉市结核病防治院 ⑤

E

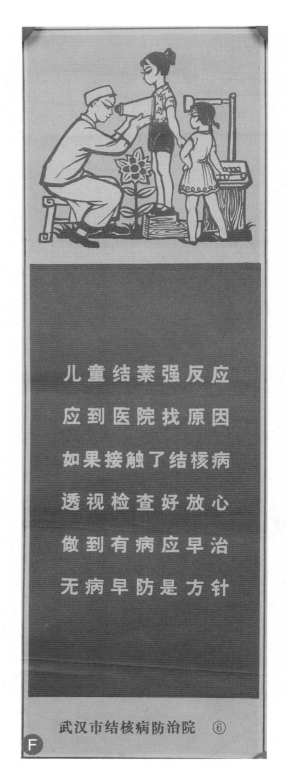

儿童结索强反应
应到医院找原因
如果接触了结核病
透视检查好放心
做到有病应早治
无病早防是方针

武汉市结核病防治院 ⑥

F

图3-4（续）

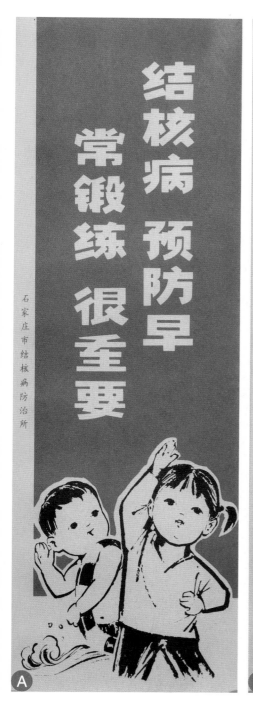
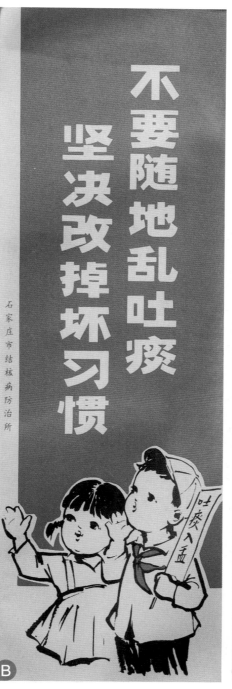
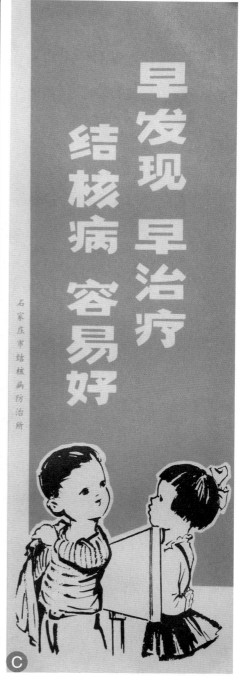

图 3-5　石家庄市结核病防治所宣传标语组

（A.结核病预防早　常锻炼很重要；B.不要随地乱吐痰　坚决改掉坏习惯；C.早发现早治疗　结核病容易好）

时间　20 世纪 60—70 年代
机构　石家庄市结核病防治所
尺寸　17cm×50cm

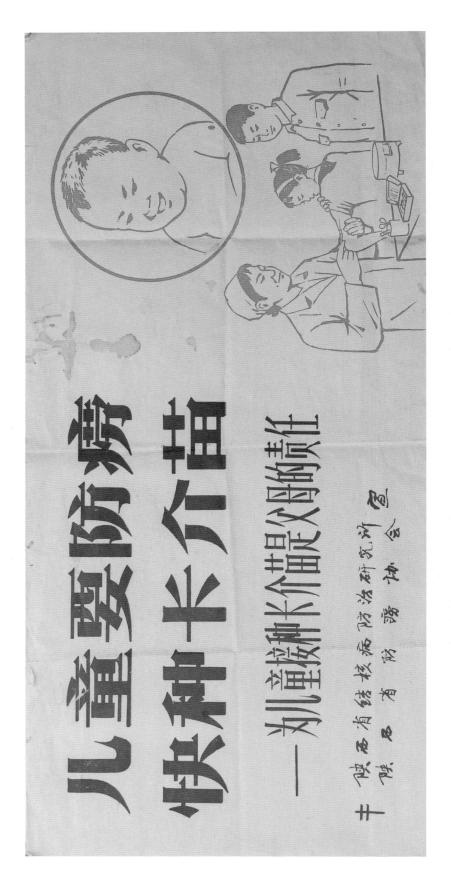

图 3-6　陕西省结核病防治研究所　陕西省防痨协会宣传标语

时间　20 世纪 60—70 年代

机构　陕西省结核病防治研究所

　　　陕西省防痨协会

尺寸　52cm×24cm

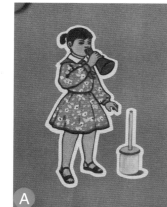

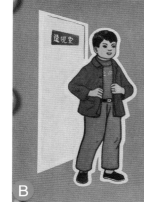

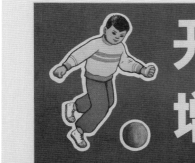

图 3-7 鞍山市结核病防治所 鞍钢结核病防治所宣传标语组

（A.防止结核传染 不要随地吐痰；B.定期胸部检查 早期发现肺结核；C.开展体育活动 增强抗病能力）

时间 20 世纪 70 年代
机构 鞍山市结核病防治所
　　　鞍钢结核病防治所
尺寸 50cm×17cm

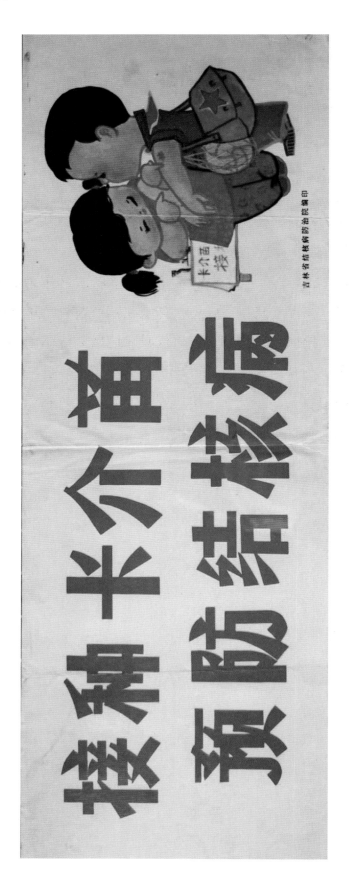

接种卡介苗 预防结核病

吉林省结核病防治院编印

图3-8 吉林省结核病防治院宣传标语

时间 20世纪70—80年代
机构 吉林省结核病防治院
尺寸 38cm×13cm

第四章

科普走进家庭——防治结核宣传年历

现在的社会，若想看日期，掏出手机就能查询。但在 20 世纪，年历是记录日期的主要方式，每家每户都会有好几张不同风格的年历。甚至在那个时候，年历更是新年期间人们赠送亲朋好友的最为普遍的礼物之一。它不仅具有图案大方、色彩鲜艳、内容丰富、印刷精美的特点，而且具有实用性、宣传性、艺术性和装饰性，深受人们的欣赏和喜爱。我们自然不会漏掉这个重要的途径，把年历与抗结核病知识结合在一起，形成了非常新颖的宣传方式。

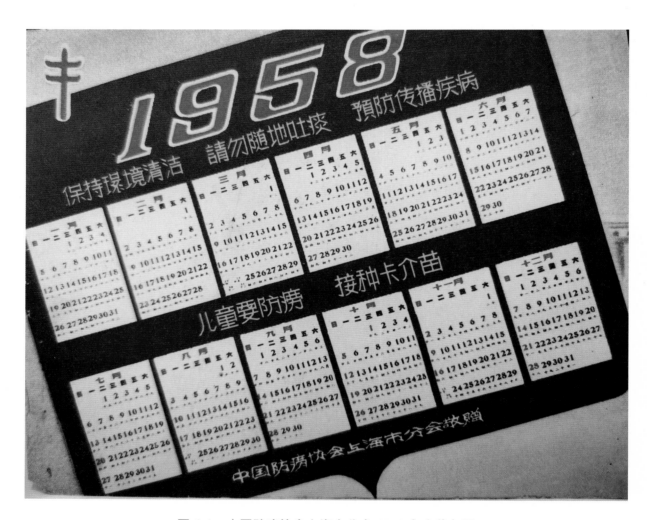

图 4-1　中国防痨协会上海市分会 1958 年宣传年历

时间　1958 年
机构　中国防痨协会上海市分会
尺寸　12cm×9.5cm

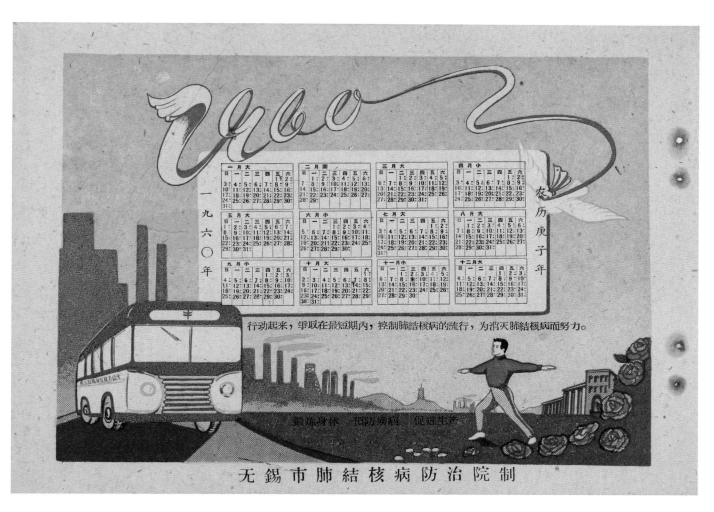

图 4-2 无锡市肺结核病防治院 1960 年宣传年历

时间　1960 年

机构　无锡市肺结核病防治院

尺寸　19cm×13.5cm

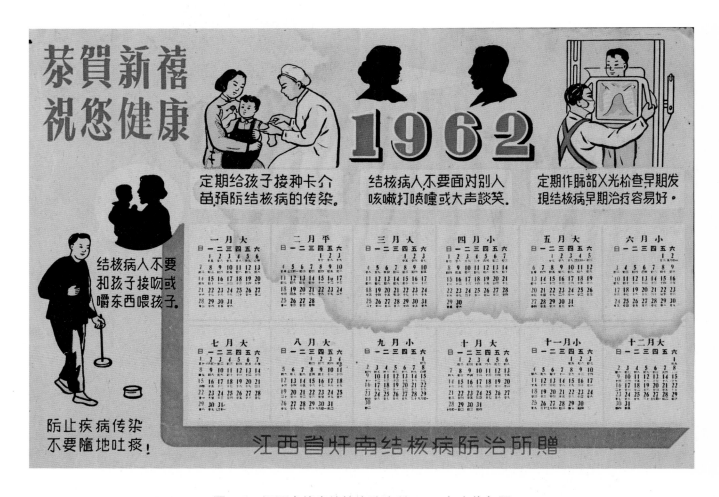

图 4-3　江西省赣南结核病防治所 1962 年宣传年历

时间　1962 年
机构　江西省赣南结核病防治所
尺寸　19.5cm×13.5cm

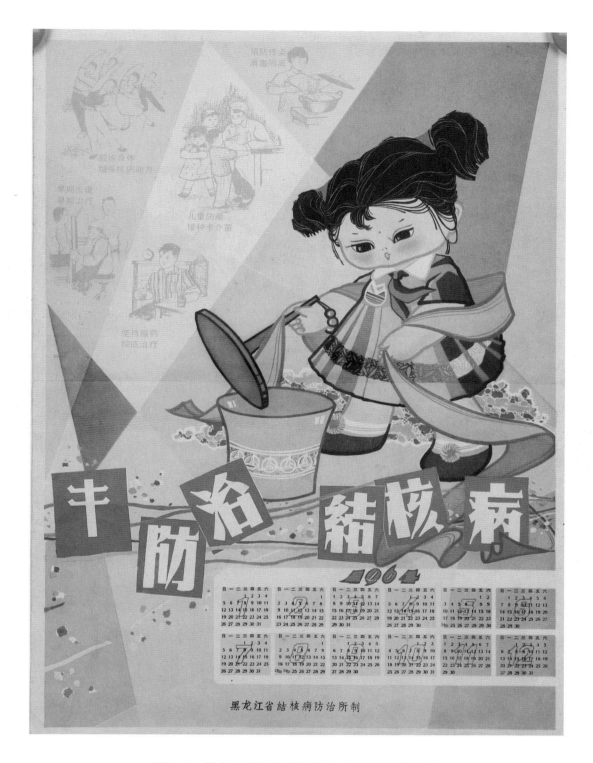

图 4-4 黑龙江省结核病防治所 1964 年宣传年历

时间 1964 年

机构 黑龙江省结核病防治所

尺寸 26cm×35cm

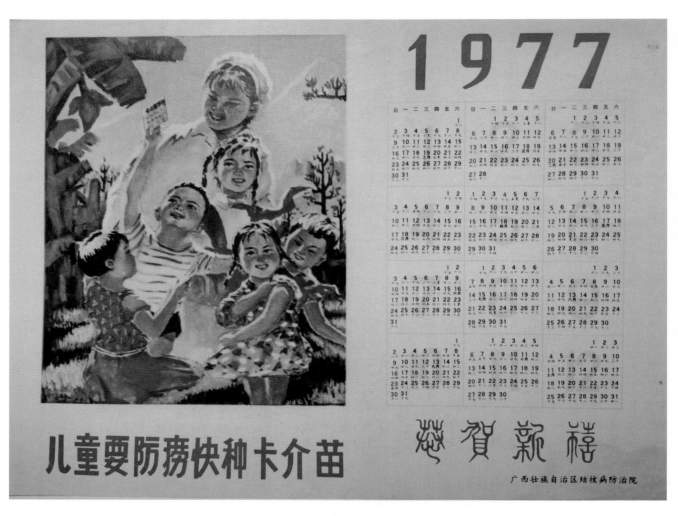

图 4-5 广西壮族自治区结核病防治院 1977 年宣传年历

时间 1977 年
机构 广西壮族自治区结核病防治院
尺寸 25.5cm×19cm

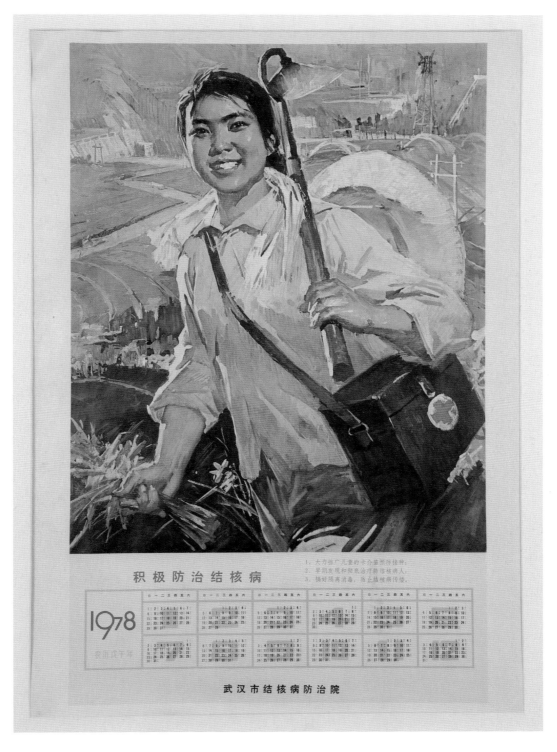

图 4-6　武汉市结核病防治院 1978 年宣传年历

时间　1978 年

机构　武汉市结核病防治院

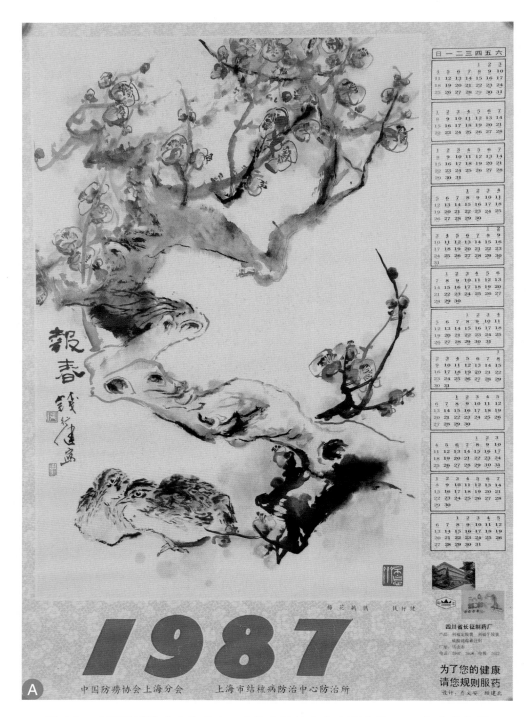

图 4-7　中国防痨协会上海分会　上海市结核病中心防治所 1987 年宣传年历

（A. 为了您的健康，请您规则服药；B. 久咳胸痛痰血，及时就诊治疗）

时间　1987 年

机构　中国防痨协会上海分会
　　　上海市结核病中心防治所

尺寸　38cm×53.5cm

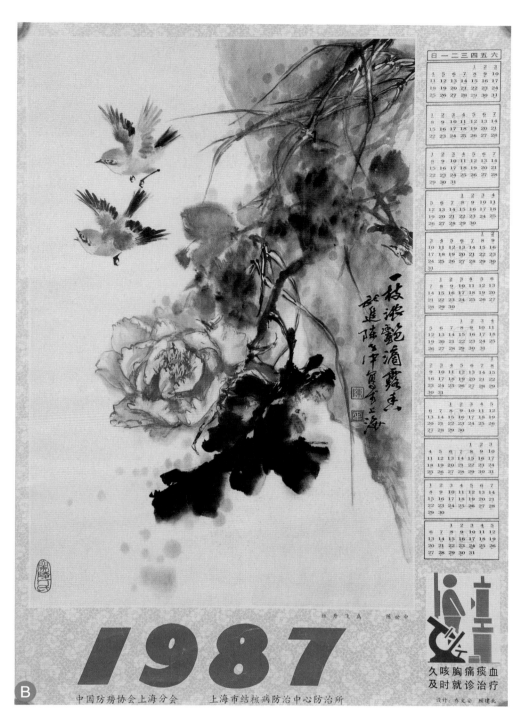

图 4-7（续）